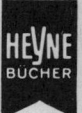

Dr. Edward Friedman

BESSER SEHEN
DURCH
AUGENTRAINING

Deutsche Erstausgabe

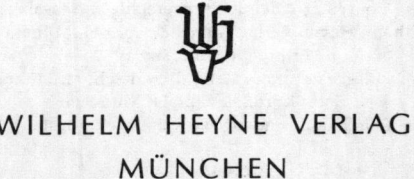

WILHELM HEYNE VERLAG
MÜNCHEN

HEYNE RATGEBER
08 / 9197

Aus dem Amerikanischen von Ursula Fassbender

Titel der Originalausgabe

DR. FRIEDMAN'S VISION TRAINING PROGRAM

erschienen bei Bantam Books, New York

Copyright © 1982 by Dr. Edward Friedman and Kalia Lulow
Copyright © der deutschsprachigen Ausgabe
by Wilhelm Heyne Verlag GmbH & Co. KG, München 1989
Printed in Germany 1989
Umschlaggestaltung: Atelier Ingrid Schütz, München
Satz: Kort Satz GmbH, München
Druck und Bindung: Presse-Druck Augsburg

ISBN 3-453-03430-9

Inhalt

Danksagungen

Mein besonderer Dank gilt den vielen hervorragen-
den Lehrern des Sehtrainings vom Optometric Cen-
ter, New York. Diese erlesene Gruppe von mehr als
20 Praktikern des Sehtrainings ließ mich mit einer
ungewöhnlichen Begabung an ihrem Wissen teilha-
ben und verstärkte mein schon sehr lange bestehen-
des Interesse an diesem faszinierenden Gebiet des
Augentrainings. Einen ganz wesentlichen Einfluß
auf meine Ausbildung hatten Dr. Elliot Forrest, Ar-
nold Sherman und Myron Weinstein.

Die vielen Patienten, die sich dem Sehtraining
unterzogen, spielten vielleicht die wichtigste Rolle,
mich zu diesem Buch zu inspirieren, indem sie ihre
Entdeckungen und ihre Freude, sich selbst zu helfen, mit mir teilten. Besonderer Dank gilt Gretchen
Salsbury und Joelle Delbourgo, von denen die Idee
für dieses Buch stammt.

Den meisten Dank schulde ich meiner Frau Vic-
toria, deren tägliche Unterstützung und Führung
immer das leuchtende Licht gewesen sind, das mich
bei diesem und vielen anderen Projekten begleitet.

Edward Friedman

Einführung

Edward E. Friedman, Augenarzt

Sehtraining ist ein Verhaltensveränderungs- und Übungsprogramm, das dazu dient, die Entwicklung von Sehschäden zu verhindern oder hinauszuzögern, Sehstörungen abzuschwächen und den augenblicklichen Stand der Sehschärfe zu erhalten.

In meiner augenärztlichen Praxis habe ich die Verbesserung der Sehfähigkeit durch Übung mehr als zehn Jahre lang erforscht. Während dieser Zeit habe ich die Vorteile des Sehtrainings erprobt und verifiziert und ein einfaches Programm der Sehtherapie für zu Hause entwickelt.

Die meisten von uns leiden an einem gewissen Maß von Sehstörungen – Sehschwäche, Erschöpfung, Unwohlsein, Verspannung, Kurzsichtigkeit, Weitsichtigkeit oder geringfügigem muskulärem Ungleichgewicht. Oftmals finden wir uns ganz einfach mit diesen Problemen ab. Wir nehmen unsere Sehfähigkeit als gegeben hin und denken nicht daran, sie zu verbessern. Wir setzen eine Brille auf, um unsere Sehstörungen zu kompensieren, aber wir ignorieren die tatsächlichen Ursachen unserer Probleme. Infolgedessen kann sich unsere Sehfähigkeit mit den Jahren verschlechtern. Möglicherweise bekommen wir eine modernere und stärkere Brille, aber wahrscheinlich tun wir nur sehr wenig oder gar nichts, um unsere Sehfähigkeit zu verbessern. Wir können die Art und Weise, wie wir sehen, jedoch verändern. Wir können unsere Sehfähigkeit verbessern und unsere Wahrnehmungsfähigkeit erhöhen.

Das Sehtraining hilft uns, die Art und Weise zu verändern, wie wir mit unserer visuellen Wahrnehmung umgehen. Wir lernen, unseren Wahrnehmungsstil zu erkennen. Wir kommen in Kontakt mit der Art und Weise, wie wir unsere Augen benutzen, um die Welt zu betrachten.

Das Augentraining lehrt uns auch, wie wir die körperlichen Komponenten unserer Augen benutzen können. Wir lernen etwas über unsere Linsen und Muskeln. Wir lernen, die Art und Weise zu verändern, wie wir unseren Blick auf etwas konzentrieren und unsere Augen bewegen.

Dieser zweifache Ansatz verhilft uns dazu, sowohl körperliche als auch psychische Gewohnheiten zu überwinden, die unsere natürliche Sehschärfe vermindern.

Nun könnten Sie fragen: »Wenn das stimmt, warum haben wir dann noch nicht mehr über Sehtraining gehört?« Nun, das liegt daran, daß es in bezug auf das Sehtraining kontroverse Meinungen gibt. Obwohl schon lange akzeptiert wird, daß Schielen oder Schwachsichtigkeit von den Augenübungen profitieren können, ist es immer noch nicht allgemein anerkannt, daß diese Übungen auch bei Kurzsichtigkeit, Weitsichtigkeit, Astigmatismus oder Alterssichtigkeit hilfreich sein können.

In der Augenvorsorge sowie auch in allen anderen Gesundheitsbereichen gibt es immer Menschen, die das ›Akzeptierte‹ in Frage stellen und danach streben, neue Wege zu beschreiten.

Ich halte diese Kontroverse für eine Herausforderung, und die skeptischen Patienten sind mir am liebsten. Diejenigen, die nicht glauben, daß sie ihre

Sehfähigkeit verbessern können, und bisher nichts anderes kennen als die Brille oder nur gekommen sind, weil ihre Familie darauf bestanden hat – genau diese Menschen machen mir die meiste Freude. Wenn sie sich erst einmal einige Wochen lang dem Augentraining unterzogen haben und der Beweis direkt vor ihren Augen liegt, werden sie zu den enthusiastischsten Befürwortern dieses Programms.

Vor einigen Jahren konsultierte mich ein junger Mann, der den erforderlichen Sehtest nicht bestanden hatte, der notwendig war, um Berufspilot zu werden. Fliegen war sein Lebenstraum, und er war wegen des nichtbestandenen Sehtests verzweifelt und entmutigt. Obwohl er glaubte, daß er dazu verdammt war, sein Leben auf dem Boden zu verbringen, konsultierte er mich. Nur sehr zögernd und voller Angst, wieder zu versagen, ging er skeptisch an das Programm heran. Aber innerhalb eines Monats war er ganz begeistert. Er arbeitete sehr hart daran, seine Sehweise zu verändern, und praktizierte die vorgeschriebenen Übungen regelmäßig. Innerhalb von sechs Monaten unterzog er sich erneut dem Sehtest für den Pilotenschein ... und bestand ihn! Heute ist er ein glücklicher, hoch über den Wolken schwebender Pilot, und seine verbesserte Sehfähigkeit besteht nach wie vor.

Da eine zunehmende Anzahl von Menschen über ihren Körper mehr informiert und bewußter ist, werden auf allen Gebieten der Gesundheitsvorsorge neue Ansätze zur individuellen Behandlung erforscht. Da die Ärzte ihre Patienten ermutigen, ›sich selbst zu helfen‹, werden zunehmend unkonventionelle Ansätze populär werden. Natürlich müssen Sie bereit sein, hart zu arbeiten, um sich selbst zu helfen.

10

Dies erinnert mich an einen anderen Patienten, den ich vor sieben Jahren zum ersten Mal traf. Seine starke Kurzsichtigkeit ließ ihn alles, was mehr als 30 Zentimeter von seinen Augen entfernt war, ohne Brille nur noch verschwommen sehen. Obwohl er seit vielen Jahren eine Brille mit sehr starken Gläsern trug, begann er bei der Aussicht auf immer stärkere Brillen und immer schwächere Augen zu verzweifeln. Er war von der Idee fasziniert, daß seine Sehweise und visuelle Wahrnehmung zu der zunehmenden Verschlechterung seiner Augen beigetragen hatten, und äußerte deshalb den aufrichtigen Wunsch, seine alten Gewohnheiten zu ändern und auf diese Weise den Weg zu finden, seine Sehfähigkeit zu kontrollieren.

Gemeinsam erforschten wir beide viele Sehübungen, um herauszufinden, welche für ihn am effektivsten waren. Am Anfang traten die Besserungen nur langsam ein und waren nur schwer nachzuweisen, da sein voller Stundenplan erforderte, seine starke Brille aufzusetzen, während er Vorlesungen in großen Vorlesungssälen besuchte. Aber dieser sehr reife junge Mann hatte sowohl ein wissenschaftliches Interesse als auch die unerschütterliche Absicht, das ›Experiment‹ des Sehtrainings weiterzuführen. Innerhalb von sechs Monaten war er sicher, auf dem richtigen Weg zu sein, und seitdem ist er dabei geblieben. Seine Sehfähigkeit ohne Brille hat sich von 5% auf 50% Sehleistung verbessert, und heute braucht er nur noch zum Autofahren eine Brille. Heute ist er ein Student der Spitzenklasse, der in der augenmedizinischen Forschung arbeitet. Er beabsichtigt, anderen Menschen zu helfen, ein besseres Verständnis über die Geheimnisse sowohl der guten als auch der schlechten Sehfähigkeit zu erlangen.

Auch mit Kindern wird das Sehtraining durchgeführt. Wenn Sehstörungen bei Jugendlichen frühzeitig behandelt werden, können außerordentlich positive und dauerhafte Wirkungen erzielt werden. Kinder, die Schwierigkeiten haben, lesen zu lernen, die ihre Augen oder ihre Aufmerksamkeit auf naheliegende Arbeit nicht konzentrieren können, die ihre Nase ständig in Bücher stecken oder Sport und andere Aktivitäten im Freien nicht leiden können, können lernen, ihren Horizont zu erweitern und ihre Augen und ihre Wahrnehmung freier zu machen. Da das Sehtraining einfach und unterhaltsam ist, funktioniert es sowohl bei Kindern als auch bei Erwachsenen sehr effektiv.

Als Student erkannte ich zunächst die Vorteile des Sehtrainings nicht. Glücklicherweise begegnete ich Lehrern und Forschern der Augenmedizin, die es wagten, den alten, begrenzten Ansatz, nur korrigierende Brillen zu benutzen, zu überschreiten. Sie setzten ihre Energie dafür ein, neue Alternativen in der Augenvorsorge zu finden.

Dr. John T. Flynn gehörte zu den einflußreichsten Männern, die meine Philosophie des Sehtrainings prägten. Mit einer ungefähr 15jährigen Praxis in der Augenvorsorge, lehrte Dr. Flynn seine Patienten, ihre Augen in neuer Weise zu benutzen, so daß sie konkrete Verbesserungen erzielen konnten. Seine Aufzeichnungen enthielten Briefe von dankbaren Patienten, deren Sehfähigkeit von seinen Anleitungen profitiert hatte. Dieser hervorragende Arzt teilte sein Wissen großzügig mit mir, so daß ich mein eigenes Verständnis der visuellen Verbesserung durch Übungen noch mehr erweitern konnte.

Obwohl es viele Punkte gibt, bei denen ich anderer Meinung bin als Dr. Flynn und Dr. William Bates, ein Pionier der Sehtherapie, konnte ich ihre besten Ideen übernehmen und mit den modernsten und fortschrittlichsten Erkenntnissen der visuellen Technologie kombinieren. Das Ergebnis ist ein Programm, das die mentalen Komponenten und die physischen Gegebenheiten der Sehfähigkeit voll und ganz anerkennt.

Dieses Buch ist das Produkt dieser Synthese. Es freut mich, daß Sie und Ihre Familie dabei sind, durch die Übungen, die in diesem Buch dargestellt sind, eine Verbesserung Ihrer Sehfähigkeit zu erlangen. Das Konzept und die Praxis des Sehtrainings bieten Ihnen eine ausgezeichnete Möglichkeit zu lernen, wie Sie sich selbst helfen können, besser zu sehen.

1. Kapitel

Was ist Sehtraining?

Sehtraining ist eine Methode der Augenvorsorge, die Augenübungen und Verhaltensveränderungen benutzt, um das Beste aus dem visuellen Potential Ihrer Augen zu machen. Es kann dazu verhelfen, Kurz- und Weitsichtigkeit zu verhindern, zu vermindern oder zu kontrollieren. Es stärkt die visuelle Flexibilität und unterstützt eine zunehmende visuelle Wahrnehmungsfähigkeit.

Sehstörungen gibt es aus vielen Gründen. Körperliche Anomalien, wie zum Beispiel ein zu langer oder zu kurzer Augapfel, neurologische Störungen oder Unausgeglichenheiten der Augenlinse und des Augenmuskels sind verantwortlich für einige Sehstörungen. Aber sehr häufig entwickeln sich diese Beschwerden als eine direkte Folge der Art und Weise, wie wir unsere Augen benutzen. Was auch immer die Ursache ist, wir müssen uns nicht mit diesen Problemen abfinden. Das Sehtraining kann die Funktion unserer Augen verbessern.

Wie funktioniert das Sehtraining?

Das Sehtraining besteht aus drei Teilen: Selbstprüfung, Übung und Ausdauer. Diese Teile arbeiten zusammen, so daß Sie Ihre Sehgewohnheiten und die

Art und Weise, wie Sie Ihre Augen gebrauchen, verändern. Betrachten wir nun, was jeder Teil des Programms im einzelnen beinhaltet.

Selbstprüfung

Die meisten von uns nehmen die Sehfähigkeit als gegeben hin. Wir sind uns nicht bewußt, wie wir unsere Augen benutzen. Wir wissen nicht, welche Folgen unsere Sehgewohnheiten haben. Der Prozeß der Selbstprüfung beinhaltet, sich über unsere Sehweise bewußt zu werden und spezielle Sehprobleme zu erkennen, wie zum Beispiel Kurzsichtigkeit, Weitsichtigkeit, Schwachsichtigkeit oder muskuläres Ungleichgewicht.

Unsere Sehweise ist die Art und Weise, wie wir unsere Augen benutzen, um visuelle Informationen zu sammeln. Bei den geringfügigsten alltäglichen Aufgaben treffen wir eine Auswahl darin, auf was wir uns konzentrieren und was wir ignorieren. Möglicherweise lesen wir gerne oder sind davon fasziniert, was um uns herum vor sich geht. Vielleicht fahren wir gerne Auto, aber hassen Puzzlespiele, sind fasziniert von architektonischen Details oder weiten Panoramen. Was auch immer unseren Blick auf sich zieht, beeinflußt die Entwicklung unserer Augen. Unsere Linsen und Muskeln werden darauf programmiert, in bestimmten Mustern zu arbeiten. Jahr für Jahr wiederholen wir diese Muster, diese Gewohnheiten unserer Sehweise. Dies kann zu unnötiger Belastung der Augen führen oder unsere Flexibilität in der Sammlung von visuellen Wahrnehmungen einschränken. Sehprobleme können sich verschlechtern.

Das Sehtraining verwendet die Selbstprüfung, um uns dazu zu verhelfen, uns über diese alltäglichen

Gewohnheiten bewußter zu werden. Es lehrt uns etwas über die physischen Wirkungen, die diese Gewohnheiten auf unsere Augen haben. Mittels einer Testreihe können wir lernen, uns unserer Sichtweise bewußt zu werden. Ein detaillierter Fragebogen verhilft uns zu erkennen, wie wir unsere Sehweise in den verschiedenen alltäglichen Situationen einsetzen. Wir verbinden diese Information dann mit den Ergebnissen einer Testreihe, die enthüllt, ob wir an Kurzsichtigkeit, Weitsichtigkeit, Astigmatismus, Schwachsichtigkeit, Fusionsproblemen und anderen muskulären Ungleichheiten leiden. Wir lernen zu erkennen, wie sich unsere Augen ›fühlen‹, wenn wir sie auf etwas konzentrieren oder sie entspannen. Wir beginnen, unseren Ansatz hinsichtlich visueller Aufgaben verändern zu können.

Dieser Prozeß der Selbstprüfung geht Hand in Hand mit der kontinuierlichen Überwachung unseres Augenarztes. Keiner sollte versuchen, ganz alleine an sich herumzudoktern. Wenn eine fundierte Selbsthilfe jedoch mit ärztlicher Überwachung kombiniert wird, liefert dies ein solides Fundament für die Verbesserung der Sehfähigkeit.

Übungen

Nach der Selbstprüfung können wir ein Trainingsprogramm auswählen, das auf unser individuelles Sehproblem zugeschnitten ist. Die Übungsprogramme sind dazu gedacht, sich auf die Behandlung von Kurz- und Weitsichtigkeit zu konzentrieren. Sie können mit speziellen Ergänzungsprogrammen kombiniert werden, bei denen der Schwerpunkt auf der Behandlung von Schwachsichtigkeit, Suppression, des Zusammenbruchs der Fusionsfähigkeit und muskulären Ungleichheiten liegt.

Jedes Programm enthält eine vierwöchige Abfolge von täglichen Übungen. Eine halbe Stunde am Tag reicht vollkommen aus. Jede Übung wird in wöchentlichem Abstand überprüft, so daß wir unseren Fortschritt messen können.

Wir sehen, wie sich unsere Fähigkeit, klar zu sehen, immer mehr verbessert, stellen fest, daß wir weniger von unserer Brille abhängig sind, die Verspannung unserer Augen nachläßt und unsere Sehweise flexibler wird.

Diese Übungen sind effektiv, da die innere Funktion des Auges beeinflußt werden kann. Wir können die Art und Weise ändern, wie wir unseren Blick konzentrieren und auf etwas fixieren. Diejenigen von uns, die kurzsichtig sind, müssen ihre Konzentration lockern. Diejenigen von uns, die weitsichtig sind, müssen dagegen ihre Konzentration verstärken. Die Übungen lehren uns dies durch einfache Techniken.

Die Übungen sind einfach und machen Spaß. Es ist faszinierend zu erfahren, wie wir sehen. Der Zauber des Sehens ist sehr verführerisch. Obwohl die Übungsprogramme sehr viel Engagement und ernsthafte Arbeit erfordern, sind sie nicht kompliziert oder zeitaufwendig.

Wenn Sie die Übungen praktizieren, denken Sie an folgende Ratschläge:
1. Lesen Sie jede Übung durch, bevor Sie damit beginnen. Werden Sie mit der Übung vertraut. Verstehen Sie ihre Absicht und ihr Ziel.
2. Machen Sie die Übungen an einem ruhigen Ort. Setzen Sie sich auf einen bequemen Stuhl, oder stehen Sie aufrecht, wobei Ihr Körpergewicht gleichmäßig verteilt ist und Ihre Füße im Abstand Ihrer Schulterbreite stehen.

3. Zwingen Sie Ihre Augen nicht, die Übungen zu machen. Konzentrieren Sie sich nicht allzu stark, und entspannen Sie Ihre Augen und Ihren Körper. Verbesserungen der Sehfähigkeit werden durch Entspannung der Augen, nicht durch Anspannung erzielt.
4. Erwarten Sie keine sofortigen Erfolge. Bauen Sie die Stärke Ihrer Sehfähigkeit langsam auf. Das Programm führt Schritt für Schritt zu einer besseren Sehfähigkeit. Übereilen Sie nichts, und überspringen Sie keinen Schritt. Es ist notwendig, die Übungen immer wieder zu wiederholen, um ein Meister darin zu werden.
5. Lernen Sie, Ihre persönliche Sehweise bei allen alltäglichen Aktivitäten zu erkennen. Behalten Sie Ihre Sicht im Blick.
6. Konzentrieren Sie sich besonders auf die Übungen, die schwierig sind. Fordern Sie sich selbst.

Ausdauer

Der dritte Teil des Sehtrainings ist die Ausdauer. Wenn wir unsere Sehschärfe erst einmal verbessert haben, wollen wir diese auch beibehalten. Deswegen müssen wir fortfahren, mindestens einmal in der Woche die Übungen zu praktizieren. Wenn wir das Gefühl haben, daß unsere Sehschärfe nachläßt, können wir das vierwöchige Programm wiederholen.

Die zwei wichtigsten Bestandteile der Ausdauer sind:
1. einen hohen Grad der Selbstbewußtheit darüber aufrechtzuerhalten, wie wir unsere Augen benutzen, und
2. so oft wie möglich ohne Brille auszukommen.

18

Wenn wir uns erst einmal der Art und Weise bewußt sind, wie wir unsere Augen durch schlechte Sehgewohnheiten, die wir entwickelt haben, mißbrauchen, müssen wir auf der Hut sein. Wir wollen nicht mehr in alte, destruktive Verhaltensmuster zurückfallen.

Gleichzeitig wollen wir uns nicht mehr allzusehr auf unsere Brille verlassen. Wenn wir keine häufigen Brillenpausen machen, beginnen unsere Augen, sich wieder darauf zu verlassen, um klar sehen zu können. Sie hören auf, ihr ganzes Potential auszuschöpfen. Wenn wir Dinge tun, die kein genaues Sehen erfordern, sollten wir unsere Brille abnehmen. Die fortschreitende Entwicklung unserer Augenprobleme kann durch diese einfache Technik verlangsamt oder zum Stillstand gebracht werden.

Dies sind die Grundbestandteile des Sehtrainings. Sie arbeiten zusammen, um uns in die Lage zu versetzen, unsere Sehfähigkeit zu verbessern. Aber bevor wir beginnen, wollen wir die Anatomie des Auges betrachten. Es ist notwendig, damit vertraut zu werden, was im Inneren des Auges vor sich geht. Wenn wir dazu übergehen, unsere Linse und unsere Muskeln zu trainieren, müssen wir wissen, was das ist, wie sie funktionieren und was mit ihnen geschieht, wenn Sehstörungen auftauchen.

2. Kapitel

Das Auge und die Sehfähigkeit

Das Auge ist ein wundervoll effizientes und komplexes Organ. Es produziert Bilder, indem es die reflektierten Lichtstrahlen, die von der Oberfläche aller Gegenstände um uns herum abstrahlen, sammelt und verarbeitet. Sobald Licht unser Auge berührt, reagiert die Pupille, indem sie sich zusam-

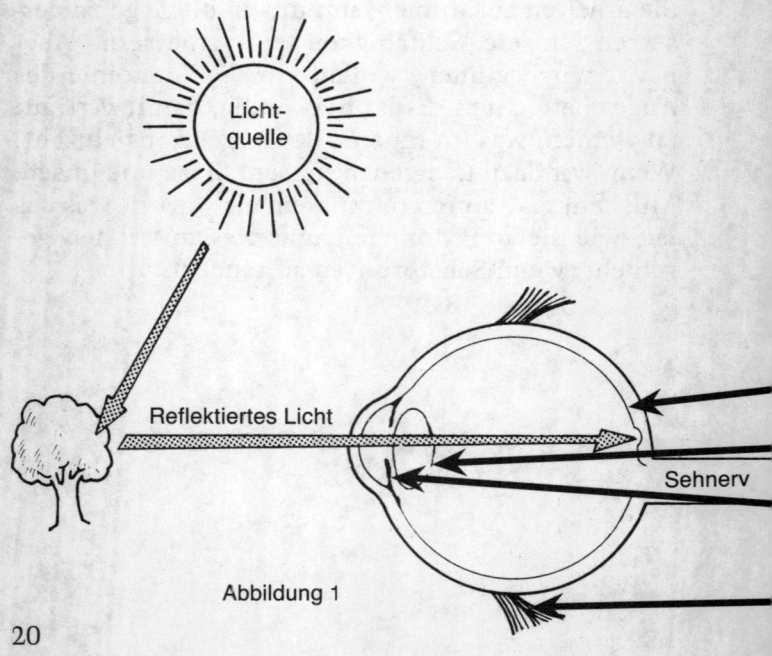

Abbildung 1

menzieht oder erweitert. Wenn das Licht durch die Pupille dringt, wird es durch die Linse zum Bildumwandlungszentrum im Hintergrund des Auges gelenkt, das als Retina bekannt ist. Die Retina transformiert die Lichteindrücke in verschlüsselte elektrische Impulse, die zum Gehirn geschickt werden, wo sie registriert und eingeschätzt werden und im selben Augenblick die Reaktion darauf erfolgt. Das Auge und das Gehirn arbeiten zusammen, um Licht in Bilder zu formen, und zwar durch einen internen Prozeß der Strahlenbrechung und elektrochemischen Zauberkunst.

Wir sind dabei, diese Welt der Zauberei zu betreten und herauszufinden, wie wir sehen. Wir werden entdecken, was im Inneren des Auges und des Gehirns vor sich geht, wenn wir visuelle Wahrneh-

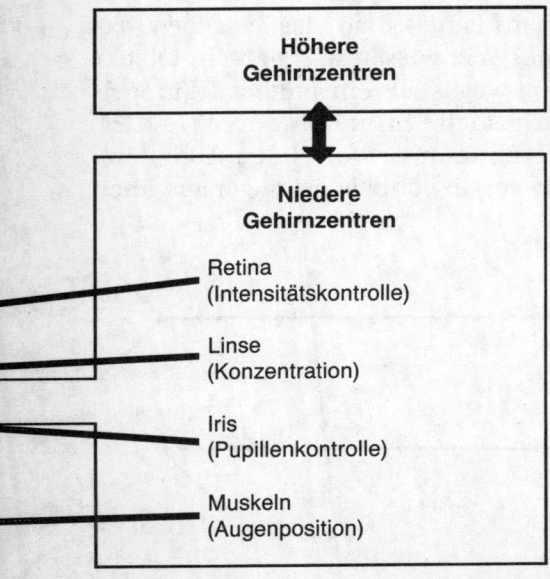

Höhere
Gehirnzentren

Niedere
Gehirnzentren

Retina
(Intensitätskontrolle)

Linse
(Konzentration)

Iris
(Pupillenkontrolle)

Muskeln
(Augenposition)

21

mungen formen. Wir lernen, wie die einzelnen Teile des Auges zusammenarbeiten, um eine Wahrnehmung zu erzeugen. Staunen Sie über die Koordination der Augenposition, die feine Abstimmung der Linse und der Linsenmuskeln, die klaren und konzentrierten Botschaften der Retina und die geheimnisvolle Funktion des Gehirns. Stellen Sie fest, daß das, was wir sehen, ein Produkt der physischen Funktionen des Auges und des Gehirns und des schwer faßbaren mentalen Prozesses ist, der die Gedanken, das Gedächtnis, die Bewertung und die Gefühle kontrolliert.

Es stimmt, daß viele der Prozesse, die an unserem Sehvermögen beteiligt sind, noch nicht voll verstanden werden. Die magische Beziehung zwischen dem Auge und dem Verstand wirft viele Fragen auf:

Wie wird reflektiertes Licht in elektrische Botschaften umgesetzt, die unser Gehirn lesen kann? Was geschieht im Gehirn, so daß diese Botschaften als genaue, verständliche Reproduktionen der Außenwelt erscheinen? Ist das Blau, das Sie sehen, das Blau, das ich sehe? Wie wissen wir, daß ein Objekt sechs Meter weiter weg ist als ein anderes? Wie speichert das Gehirn visuelle Erinnerungen? Wieso erscheint die obere Linie in der folgenden Abbildung länger als die untere, obwohl sie beide genau gleich lang sind?

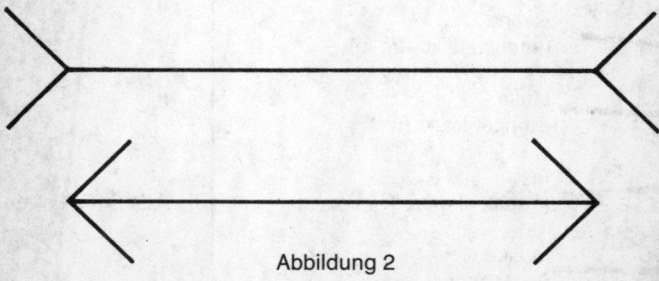

Abbildung 2

Es macht Spaß, sich mit diesen Fragen zu beschäftigen. Und es ist wichtig. Aber wir müssen nicht erst die Antworten abwarten, bevor wir das Notwendige tun, um unsere Sehfähigkeit zu verbessern. Erstens können wir verstehen lernen, wie die physischen Komponenten unserer Augen funktionieren. Zweitens können wir uns selbst dabei beobachten, wie wir die Welt beobachten. Wir können lernen, wie wir unseren Verstand benutzen, um mit unserer visuellen Wahrnehmung umzugehen. Wir können unsere Sichtweise erkennen und sie korrigieren, damit sie uns dazu verhilft, unsere visuellen Aufgaben zu bewältigen. Viele der inneren Augenfunktionen scheinen automatisch zu sein, aber mit Übung, Konzentration und Meditation können wir lernen, diese Funktionen zu kontrollieren. Wie ein Yogi lernen kann, seinen Herzschlag und seinen Atem zu kontrollieren – wir halten beide für automatisch –, können wir lernen, wie wir unsere Augenkonzentration und -bewegung beeinflussen und wie wir über unsere Sehweise ›denken‹ können. Glücklicherweise besteht keine Notwendigkeit, sich jahrelang in einsamer Kontemplation auf einen Berggipfel zurückzuziehen, um ein Meister der Sehtrainingstechniken zu werden.

Lehnen Sie sich zurück, öffnen Sie Ihre Augen weit, und machen Sie sich bereit, sich selbst geradewegs ins Auge zu blicken.

Die Struktur des Auges

Die Hornhaut (Cornea)

Die Hornhaut ist eine klare Schicht über der Vorderseite des Auges. Sie schützt das Innere des Auges vor Staub und Schmutz und dient als eine Linse, um

Licht in Richtung auf das innere Auge zu bündeln (Refraktion). Im Idealfall ist sie glatt und gleichmäßig gebogen, so daß das Licht gleichförmig durch sie eindringen kann. Die meisten von uns haben jedoch irgendeine Unebenheit auf der Oberfläche der Hornhaut. Diese unebene Krümmung wird Hornhautastigmatismus genannt.

Die unebene Krümmung der Hornhaut, die einen Astigmatismus hervorruft, wird dadurch bestimmt, daß man die Differenz zwischen der flachsten und der steilsten Krümmung auf der Hornhautoberfläche mißt. Meistens hat die Hornhaut eine Krümmung von 7,4 bis 8,5 Millimetern oder, anders ausgedrückt, von 39,00 und 49,00 Dioptrien. (Dieser Wert bezeichnet das Ausmaß der Krümmung und die Fähigkeit der Hornhaut, Licht zu bündeln.) Bei Astigmatismus kann die Hornhaut an manchen Stellen um 7,65 Millimeter und an anderen um 8,05 Millimeter gebogen sein. In diesem Beispiel ist die Höhe des Astigmatismus 2,00 Dioptrien. Diese Unregelmäßigkeit der Hornhaut verursacht, daß das Licht, das durch sie eindringt, ungleichmäßig gebündelt wird. Infolgedessen sehen wir verschwommen oder eine Verzerrung in unserem Sehfeld, wo der Astigmatismus besteht. Glücklicherweise taucht Astigmatismus nur über einer Achse unseres Sehfeldes auf. In übertriebener Form wird die Wirkung von Astigmatismus anhand der Verzerrung eines Spiegels in einem Vergnügungspark dargestellt.

Man glaubt, daß Hornhautastigmatismus bei oder kurz nach der Geburt auftaucht und sich gewöhnlich mit dem Alter nicht verschlechtert. Es gibt jedoch noch eine andere Art von Astigmatismus. Er taucht auf der Linse innerhalb eines Auges auf, kann sich jedoch während des Älterwerdens verschlimmern, wenn wir unter visuellem Streß stehen oder

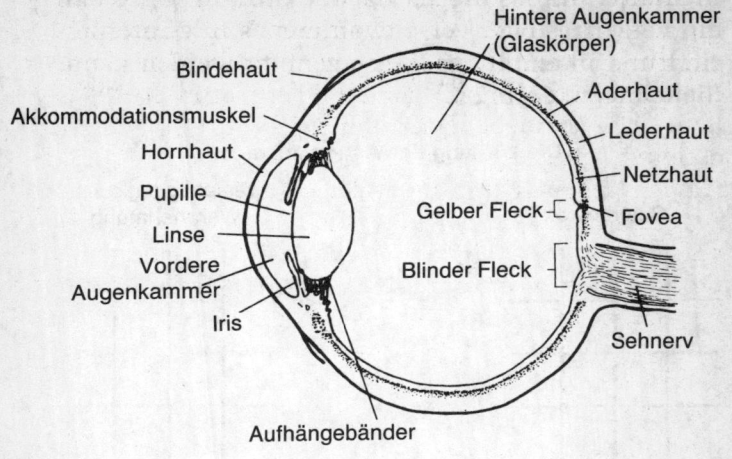

Bindehaut
Akkommodationsmuskel
Hornhaut
Pupille
Linse
Vordere Augenkammer
Iris
Aufhängebänder

Hintere Augenkammer (Glaskörper)
Aderhaut
Lederhaut
Netzhaut
Gelber Fleck
Fovea
Blinder Fleck
Sehnerv

Abbildung 3

älter werden und unsere Linse sich verhärtet oder sich leicht verkrümmt. Wenn ein Augenarzt den Astigmatismus mißt und korrigiert, behandelt er die Kombination von Hornhaut- und Linsenastigmatismus. Im allgemeinen mißt er sie nicht getrennt, da es sehr kompliziert ist, eine genaue Messung von der Linse zu erhalten. Um die Wirkung des Astigmatismus zu verstehen und bei sich selbst zu überprüfen, ob Sie an Astigmatismus leiden, sehen Sie bitte auf Seite 26 und 159.

Wie stark der Astigmatismus auch ausgeprägt ist, er kann durch eine allgemeine Stärkung von drei Teilen unseres Sehsystems behandelt werden:
1. die Flexibilität der Linse,
2. die Muskelspannung und -kontrolle und
3. die Anpassung an die Wahrnehmung.

Die Wahrnehmungsanpassung ist ein Prozeß der mentalen Anpassung an visuelle Störungen, so daß ein verzerrtes oder verschwommenes Bild interpretiert und in effektiver Weise genutzt werden kann. Siehe hierzu Seite 35.

Die Wirkung des Astigmatismus

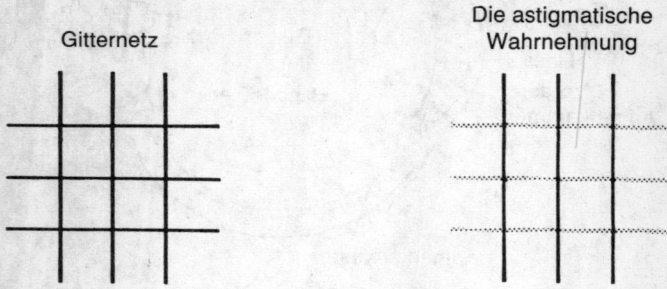

Gitternetz

Die astigmatische Wahrnehmung

Abbildung 4

Das nicht astigmatische Auge sieht alle Linien gleich deutlich und intensiv. Das astigmatische Auge sieht die Linien in einer Linie klarer und dunkler als die Linien in der entgegengesetzten Richtung.

Die Iris und die Pupille

Die Iris ist der farbige Teil des Auges, der sich hinter der Hornhaut befindet. Sie besteht aus kleinen, feinen Muskelfasern, die sofort auf die Intensität des einfallenden Lichts reagieren. Bei hellem Licht zieht sich die Iris zusammen, wobei ihr Mittelpunkt (Pupille genannt) kleiner wird. Bei gedämpftem Licht erweitert sie sich, wodurch sie mehr Licht in das Auge einfallen läßt. Diese Öffnung in das innere Auge verändert sich sofort, um zu gewährleisten, daß die Bilder, die im Auge entstehen, weder über-

noch unterbelichtet sind. Die Pupille läßt nur die richtige Menge Licht ein, die notwendig ist, um eine gute Sicht zu erzeugen.

Die Reaktionen der Pupille werden von einem Nervenreflex kontrolliert, der in den niederen Gehirnzentren aktiviert wird. Unsere Pupillen arbeiten nicht unabhängig voneinander – wenn Sie mit hellem Licht in das linke Auge leuchten, wird sich auch die rechte Pupille zusammenziehen.

Die Linse

Nachdem das Licht in das innere Auge fällt, dringt es durch eine Linse, die es bündelt. Diese Linse ist ein winziger, durchsichtiger Kristall, der aus einigen flexiblen Schichten besteht. Die Linse ist sowohl auf ihrer Vorder- als auch auf ihrer Rückseite nach außen gekrümmt.

Die Linse ist an sensiblen Augenmuskelfasern befestigt, die sich je nach einfallendem Licht und der Notwendigkeit, eine klare Sicht zu erlangen, zusammenziehen oder ausdehnen. Dieser Brechungsprozeß wird Akkommodation genannt.

Das Licht, das in das Auge einfällt, wird zur Rückwand des Auges geleitet, der Retina (Netzhaut). Die Aufgabe der Linse besteht darin, das einfallende Licht zu bündeln, so daß es in einem Brennpunkt mitten auf der Netzhautoberfläche zusammenfließt. Licht, das aus kurzer Entfernung einfällt, muß schärfer gebündelt werden, um fokussiert zu werden, wenn es auf die Retina trifft, als Licht aus weit entfernt liegenden Lichtquellen. Deshalb wölbt sich die Linse mehr (akkommodiert), wenn wir auf naheliegende Gegenstände schauen, und sie wird bei weiten Entfernungen flacher, um die Intensität der Lichtkonzentration zu verringern.

Viele Sehprobleme werden durch ungenaue oder unflexible Wölbung und Abflachung der Linse verursacht. Allgemein gesagt, gibt es fünf grundsätzliche Akkommodationsprobleme:

1. Zu starke Akkommodation: die Linse wölbt sich zu stark und kann sich nicht genügend ausdehnen, wenn dies notwendig ist. Dies geschieht bei funktionaler Kurzsichtigkeit und Pseudokurzsichtigkeit (ein Problem, das auftaucht, wenn sich die Akkommodationsmuskeln verkrampfen und sich nicht entspannen können).

2. Ungenügende Akkommodation: in diesem Fall bleibt die Linse flach und kann sich nicht ausreichend wölben, um nahe Objekte in den Brennpunkt zu bringen. Dies geschieht bei fortgeschrittener Weitsichtigkeit und Alterssichtigkeit.

3. Wechselhafte Akkommodation: diese Störung wird durch Streß, Erschöpfung, mangelnde Muskelkontrolle oder Muskelschwäche verursacht. Die Augen können sich nicht immer konzentrieren und sowohl das Nah- oder Fernsehen ist einmal klar und dann wieder verschwommen und dann wieder klar, ohne Vorwarnung.

4. Langsame Akkommodation: eine Trägheit in der Veränderung des Brennpunktes, wenn man seinen Blick von nah nach fern verändert und von Ferne auf Nähe, kann durch eine Linsenunflexibilität oder Muskelschwäche verursacht werden.

5. Ungleiche Akkommodation: wenn sich die beiden Augen nicht gleichzeitig fokussieren oder wenn ein Auge ›schwächer‹ ist als das andere, können verschiedene Arten der Kompensation entstehen, wie zum Beispiel Schwachsichtigkeit oder Suppression. Eine Folge davon kann Augenverspannung und eine verminderte Wahrnehmungsfähigkeit sein.

Die Fokussierungsprobleme können durch Augenübungen, mit deren Hilfe man das maximale Potential der Augen entwickelt und die Linsenflexibilität erhöht, sowie durch Muskelkontrolle und Anpassung an die Wahrnehmungsfähigkeit weitgehend überwunden werden.

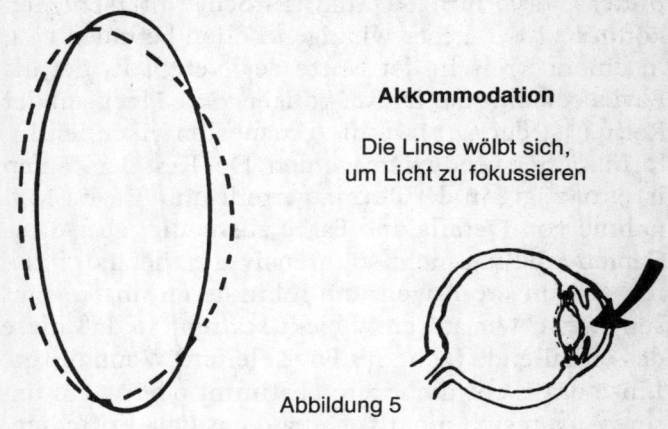

Akkommodation

Die Linse wölbt sich,
um Licht zu fokussieren

Abbildung 5

Die Netzhaut (Retina)

Wenn das Licht die Linse verläßt, dringt es durch einen großen Hohlraum in der Mitte des Auges, der mit einer klaren Flüssigkeit gefüllt ist, genannt der Glaskörper. In dem Augenblick, in dem das Licht diesen Punkt erreicht hat, hat es bereits im Auge für eine sehr rasche Abfolge von komplizierten Reaktionen gesorgt. Aber die erstaunlichsten Ereignisse kommen erst noch. Das Licht muß nun in eine Reihe von verschlüsselten Nervenimpulsen umgewandelt werden, die an das Gehirn übermittelt und in ein mentales Bild zusammengefaßt werden, das wir erkennen und einschätzen können. Dies geschieht in der Retina. Die Retina bedeckt das Innere der Rückseite des Auges und ist embryologisch eine Erweiterung des Gehirns. Sie besteht aus 125 000 000 000 Lichtrezeptoren, die Stäbchen und Zapfen genannt werden.

Die Zapfen machen nur 5 Prozent der Rezeptoren aus, aber sie sind sehr wichtig, da sie die schärfsten Bilder hervorbringen und Farben unterscheiden können. 2000 dieser winzigen Zellen befinden sich in einem Kreis in der Mitte der Netzhaut, der als Fovea bekannt ist. Dieser vollgepackte Fleck auf der Retina ist der Ort, wo die genauesten visuellen Informationen produziert werden. Der Rest der Zapfen ist großzügig in der Retina verteilt und für die Aufnahme von Details und Farbe zuständig, aber diese Zapfen arbeiten nicht so intensiv. Im Idealfall fixieren wir unsere Augen und fokussieren unsere Linsen, wenn wir auf ein Objekt starren, so daß diese das einfallende Licht zur Fovea leiten. Wenn unsere Linse das Licht nicht fein abstimmt oder wenn unsere Augen sich nicht genau auf das Objekt richten, da muskuläre Ungleichheiten bestehen, oder wenn unser Augapfel an sich zu lang oder zu kurz ist, wird das Licht an diesem Fleck vorbeigeleitet und unsere Sehschärfe ist vermindert.

Der restliche Teil der Retina besteht aus Stäbchen. Die Stäbchen haben keine scharfe Auflösungsfähigkeit oder Farbempfindlichkeit, aber sie sind extrem sensitiv für die kleinsten Lichtmengen. Unsere Fähigkeit der peripheren Wahrnehmung, der Wahrnehmung von sich bewegenden Objekten, die Nachtsehfähigkeit und unsere gesamte Vorstellungskraft hängt von den Stäbchen ab.

Die Reaktionen der Fotochemikalien, die in den Zapfen und Stäbchen enthalten sind, werden mit Hilfe von verbindenden bipolaren Zellen übermittelt. Diese Zellen sind mit den Ganglionzellen verbunden, die schließlich die Nervenfasern im Sehnerv bilden. Die Information aus den gesamten 125 Milliarden Zapfen und Stäbchen müssen in die 1 Million Fasern des flexiblen Sehnervs eingespeist werden. Interessanterweise hat jeder Zapfen in der Fovea – wo die schärfsten Bilder entstehen – seine eigene Sehnervfaser. Die gespeicherte Information in den verbleibenden Millionen von Zapfen und Zellen muß zusammengefügt werden, so daß sie in die verfügbaren ›Bahnen‹ zwischen dem Auge und dem Gehirn paßt.

Der Sehnerv und das Gehirn

Wenn die visuelle Information die Retina erst einmal verläßt, wird sie durch den Sehnerv geleitet. Wie die Abbildung zeigt, wird die Information von jedem Auge zu verschiedenen Teilen des Gehirns

Weg der visuellen Information von den Augen zum Gehirn

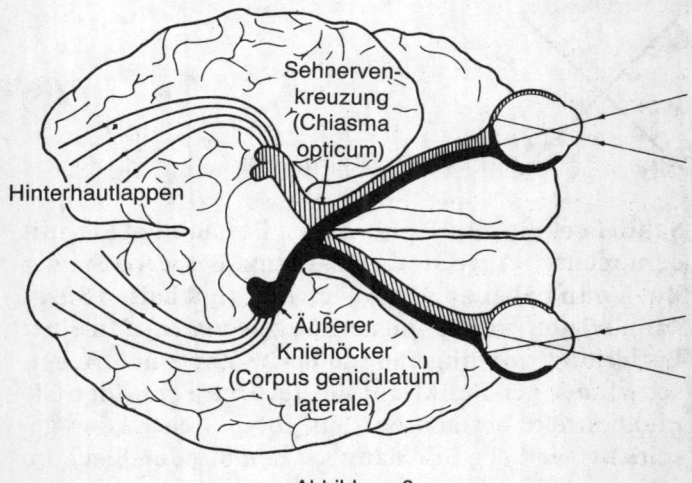

Abbildung 6

geschickt. Ein Teil der Information wird in sich überlappenden Bereichen empfangen, andere Informationen wiederum nicht.

Der Punkt, wo der Sehnerv auf die Retina trifft, verursacht den blinden Fleck. Dies geschieht, weil sich an diesem Verbindungspunkt keine Stäbchen oder Zapfen befinden. Siehe untenstehenden Text, um Ihren blinden Fleck zu entdecken.

Die visuelle Information macht ihren ersten Halt an der Brücke (Pons), die sich im Mittelhirn befindet. Bestehend aus massiven Bündeln von Nervenfasern, verbindet die Brücke das Großhirn mit dem Kleinhirn. Diese Verbindung verhilft uns zur Ausführung von Aktivitäten, die den Gebrauch von vielen Wahrnehmungsfähigkeiten erfordert. Die visuelle Information wird mit dem Tastsinn, Gehör und der Muskelreaktion kombiniert. In der Mitte der Brücke befindet sich ein Bereich, der einen der Hauptschädelnerven enthält. Er kontrolliert die nach außen gerichtete Bewegung des Augapfels.

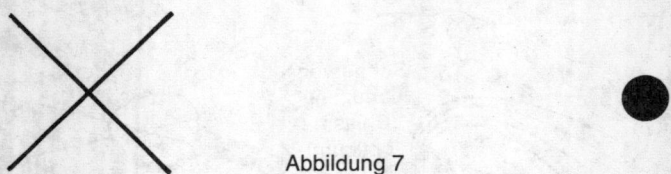

Abbildung 7

Schließen Sie das linke Auge. Betrachten Sie mit dem rechten Auge stetig das Kreuz. Bewegen Sie das Buch nun näher zu den Augen hin, und halten Sie es dann wieder weiter von den Augen entfernt. In einer Entfernung von ungefähr 20 bis 25 Zentimetern verschwindet der Punkt auf der rechten Seite (den Sie nicht direkt betrachten) aus Ihrer Sicht. Dies geschieht, weil das Bild dann auf den blinden Fleck im rechten Auge trifft.

Das Mittelhirn, das sich zwischen der Brücke und dem Großhirn befindet, ist eine Art Zwischenstation für Impulse und Reflexe. Hier wird die automatische Zusammenziehung und Erweiterung der Pupille kontrolliert.

Das Gehirn

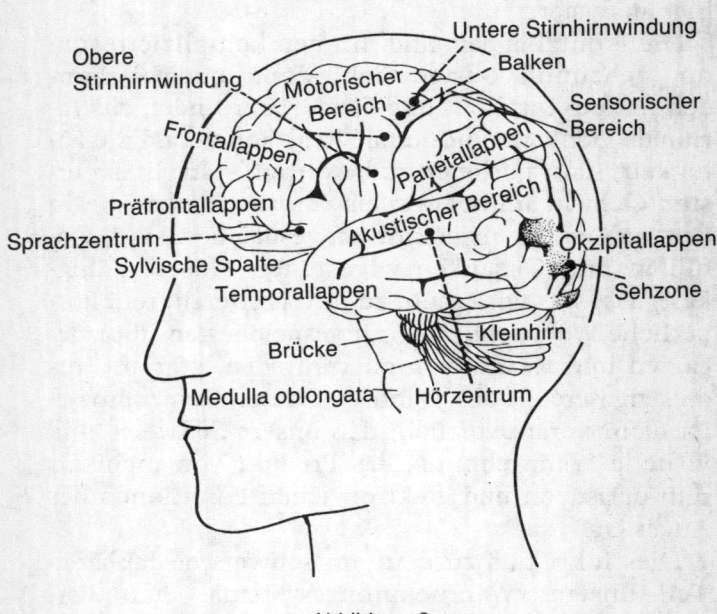

Abbildung 8

70 Prozent des Gehirns bestehen aus den beiden Hauptgehirnhemisphären. Dies sind die Bereiche, in denen die sensorischen Informationen kombiniert werden, die von unseren verschiedenen Sinnesorganen gesammelt worden sind. Unsere Fähigkeit, verschiedene komplexe Aktivitäten auszuführen, Erinnerungen zu speichern, Ideen zu verstehen und Emotionen zu fühlen, stammt aus diesem Be-

reich. Die Hemisphären sind in vier Teile unterteilt: den Frontallappen, Parietallappen, Temporallappen und Okzipitallappen. Die visuellen Bilder, die über das Auge übermittelt werden, werden im Okzipitallappen empfangen. Die Bestandteile jeder Szene, ihre Farbe, relative Größe der darin befindlichen Objekte, Bewegung und Entfernung werden hier analysiert.

Die Frontallappen sind mit den kompliziertesten und geheimnisvollsten Gehirnfunktionen verbunden – dem Intellekt und Geist. Hier finden das rationale Denken, emotionale Reaktionen und die Fähigkeit, Informationen zu bewerten, statt. In der ersten Gehirnkammer werden Informationen, die in den anderen Gehirnkammern gespeichert sind, Gefühlen und Gedanken zugeordnet. Unsere Fähigkeit, das, was wir sehen, zu interpretieren, rein körperliche Wahrnehmung mit gespeicherten Informationen und Reaktionen zu verbinden, stammt aus diesem Bereich des Gehirns. Dieser Gehirnprozeß ist dafür verantwortlich, daß unsere Sehweise und visuelle Wahrnehmung das Produkt von mehr als rein optischen und elektronischen Funktionen des Auges ist.

Dies führt uns zu dem am schwersten faßbaren Teil unseres Wahrnehmungssystems: dem Verstand. Wie wir bereits wissen, wird die Information, die wir über unser Auge erlangen, mit unserem Wissen, dem Bewertungsprozeß, unserem Gedächtnis und unseren Gefühlen kombiniert. Was wir ›sehen‹, ist ein Produkt dieser Verbindung. Aus diesem Grund beschäftigt sich das Sehtraining mit unserer individuellen Sehweise. Was wir in unserem geistigen Auge sehen, wie unsere Persönlichkeit die Welt sieht, ist genauso wichtig wie die Lichtverarbeitung unseres Augapfels. Zwischen unserer individuellen

Wesensart und der Art und Weise, wie wir die Dinge betrachten, besteht eine direkte, aber schwer auszumachende Beziehung. Intensive, konzentrierte Persönlichkeiten benutzen ihre Linsen fast immer in einer intensiven und konzentrierten Weise. Zerstreute, oberflächliche Persönlichkeiten neigen fast immer dazu, ihre Linsen in entspannter, lockerer Weise zu benutzen. Egal, wie Ihre allgemeine Weltsicht ist, wenn sie unflexibel ist, kann sie das Verständnis der visuellen Information einschränken und Ihre Augen verspannen. Ein Mensch, der Gegenstände zu zwanghaft betrachtet, muß seine Augenlinse und sich selbst entspannen. Ein Mensch, der unkonzentriert ist, muß lernen, seine Augen und seinen Geist zu konzentrieren.

Eine der Techniken, die im Sehtraining verwendet werden, um mental-visuelle Probleme zu überwinden, ist die Visualisation. Dies beinhaltet Techniken, die uns lehren, auf neue Art und Weise zu sehen, sinnvolle Bilder zu erschaffen und neue Sichtweisen zu entwickeln. Dies wird in Kapitel 7 detailliert erklärt.

Die zweite Technik, die hierbei verwendet wird, ist die Anpassung an die Wahrnehmung, auch bekannt als Interpretation von verschwommenen Bildern.

Anpassung an die Wahrnehmung

Wir alle kennen die Anpassung an unsere Wahrnehmung. Wenn wir eine Straße entlanggehen, bemerken wir, daß wir ein Schild, das wir kennen, leicht lesen können, während ein unbekanntes Schild in derselben Entfernung unleserlich erscheint. Wir verwenden die Information, die bereits in unserem Gehirn gespeichert ist, um das bekannte, verschwommene Bild zu interpretieren und ihm einen Sinn zu geben. Ebenso ist es möglich zu lernen, unbekannte Objekte zu betrachten und aus der ungenauen Information, die wir erhalten, Nutzen zu ziehen. Um dies zu tun, müssen wir uns entspannen, und nicht anspannen, um zu sehen. Wir müssen die Verschwommenheit akzeptieren und unsere bewertenden Fähigkeiten benutzen, um zu verstehen, was wir sehen. Sich auf eine Brille zu verlassen, besonders dann, wenn die Sehstörungen nicht ernsthaft sind, stört diese mentale Fähigkeit. Brillen ermöglichen, daß die Augenmuskeln und die Linse ihre natürliche Flexibilität verlieren und auch, daß der Geist träge wird. Dies ist ein Grund, warum das Sehtraining empfiehlt, bestimmte Zeiten ohne Brille zu verbringen. Detailliertere Informationen finden Sie auf Seite 64 bis 70.

Binokulare Sicht und Fusion

Als ob der Sehprozeß noch nicht kompliziert genug wäre, müssen wir uns nun mit der Tatsache beschäftigen, daß wir mit zwei Augen sehen, wobei jedes Auge die Welt von einer etwas unterschiedlichen Perspektive aus betrachtet. Die Vereinigung der beiden Bilder, die simultan von beiden Augen in ein einziges, dreidimensionales, richtig lokalisiertes Bild umgewandelt werden, wird Fusion genannt.

Für die Fusion sind zwei Bedingungen erforderlich:
1. Das Licht, das in beide Augen eindringt, während sie dasselbe Objekt fixieren, muß auf korrespondierende Punkte auf jeder Retina fallen.
2. Das Bild eines jeden Auges muß von ungefähr gleicher Deutlichkeit sein.

36

Wenn diese beiden Bedingungen erfüllt sind, kann eine Fusion erzielt werden. Wenn diese Voraussetzungen nicht gegeben sind, kann die vollständige Fusion unterbrochen werden. Statt dessen entwickeln wir eine nur teilweise Fusion. In diesen Fällen stellen wir fest, daß Objekte, die wir direkt betrachten und die in unserem zentralen Gesichtsfeld befindlich sind, in unserem Gehirn tatsächlich nur von einem unserer Augen registriert werden. Dennoch kann unsere periphere Sicht einheitlich bleiben. (Menschen, die schielen oder schwachsichtig sind, können im allgemeinen Auto fahren, Sport treiben, über verkehrsreiche Straßen gehen etc., ohne Probleme zu haben, da sie übereinstimmende Bilder aus den äußeren Bereichen ihres Gesichtsfeldes erhalten. Ein teilweiser Fusionsverlust ist üblicher als ein totaler Fusionsverlust.)

Fusionsverlust

1. Ungleichmäßige Fokussierungsfähigkeit: die Bilder, die von jedem Auge übermittelt werden, müssen von annähernd gleicher Deutlichkeit sein, damit eine vollständige Fusion stattfinden kann. Wenn dies nicht der Fall ist, erhält das Gehirn von einem Auge ein Bild, das weniger klar ist als das andere. Das Gehirn kann diese zwei ungleichen Bilder nicht kombinieren, ohne die Klarheit der Sicht zu beeinträchtigen, die von dem ›stärkeren‹ Auge erzielt wird. Deswegen schaltet das Gehirn die Übermittlungen des zentralen Gesichtsfeldes des ›schwächeren‹ Auges aus. Dies verhindert die vollständige Fusion und verursacht eine Vielzahl von Sehstörungen. Aber es dient dazu, die klarstmögliche Sicht des ›stärksten‹ Auges zu erhalten.

2. Nicht übereinstimmende Ausrichtung der Augen: wenn wir nicht beide Augen in eine übereinstimmende Richtung lenken können, so daß sie ein Objekt direkt fixieren, das wir betrachten, empfängt das Gehirn zwei Bilder, die nicht in Einklang miteinander gebracht werden können. Wenn ein Auge von der Konzentration auf das zentrale Gesichtsfeld abweicht – indem es entweder weiter nach innen oder nach außen gerichtet ist –, ignoriert deshalb das Gehirn im allgemeinen seine Übermittlungen, um dadurch eine doppelte Sicht zu verhindern. Auch in derartigen Fällen wählt das Gehirn das Bild aus, das klar und korrekt lokalisiert ist, um seine visuelle Wahrnehmung zu bilden.

Es gibt drei grundsätzliche Augenpositionen, die erforderlich sind, um eine richtige Fusion und Fixierung zu erzielen:

Parallel

Wenn wir Gegenstände betrachten, die mehr als 4,50 Meter von uns entfernt sind, sollten unsere Augen parallel zueinander sein. Dies gilt, egal, ob die Objekte direkt vor uns liegen oder ob sie sich seitlich von uns befinden und wir deshalb zur Seite schauen.

Konvergent

Wenn wir Objekte betrachten, die näher als 4,50 Meter vor uns liegen, drehen sich beide Augen nach innen, um eine Fixierung und Konzentration zu erlangen. Wenn wir etwas betrachten, das näher als 1 Meter vor uns liegt, ist die Konvergenz am deutlichsten.

Divergent

Wenn wir unsere Augen aus der Konvergenz heraus wieder parallel ausrichten, sagt man, daß wir divergieren. Außer in seltenen Fällen stehen unsere Augen niemals weiter auseinander als parallel. Wir können uns Divergenz als Entspannung der Konvergenz vorstellen.

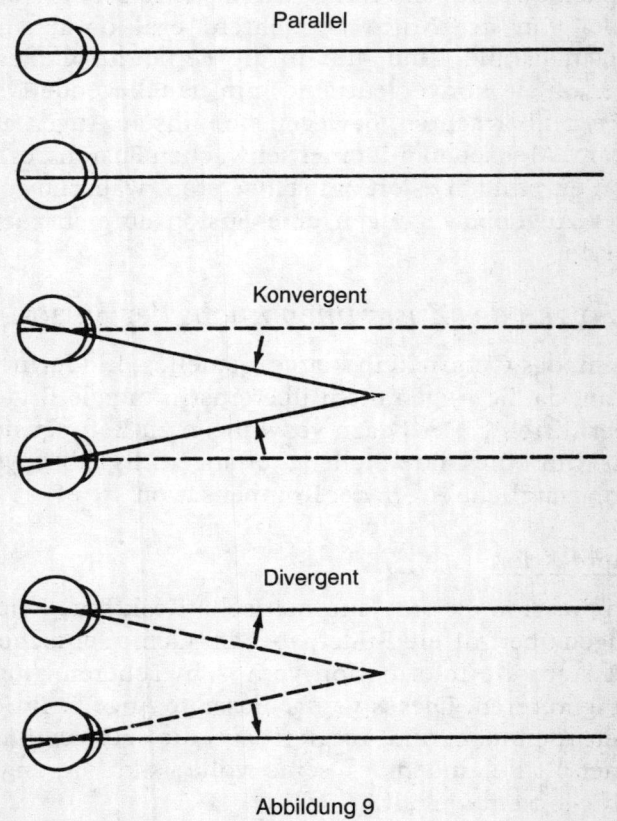

Die drei grundsätzlichen Augenpositionen

Parallel

Konvergent

Divergent

Abbildung 9

Diese allgemeinen Augenbewegungen fallen unter zwei Kategorien: eine primäre Sehposition und eine sekundäre Sehposition. Jedesmal, wenn wir geradeaus blicken, um entweder eine entfernte parallele Augenposition oder eine nahe konvergente Augenposition einzunehmen, halten wir die primäre Sehposition ein. Diejenigen, die leichte Fusionsprobleme haben, können in dieser Position eine bessere Fusion erzielen als in den sekundären Positionen.

Die sekundäre Position verwendet verbundene Augenbewegungen. Wenn wir Objekte rechts oder links von der Mitte betrachten, egal ob unsere Augen parallel sind, um in die Ferne zu blicken, oder ob sie konvergent sind, um naheliegende Objekte zu betrachten, bewegen sich unsere Augen als Team. Menschen mit einer schwachen Fusionsreaktion empfinden es oft am schwersten, während solcher Augenbewegungen eine Fusion aufrechtzuerhalten.

Folgen des Zusammenbruchs der Fusion

Wenn das Gehirn kein klares, visuelles Bild formen kann, da die Augen nicht übereinstimmende Bilder übermitteln, ist es dazu gezwungen zu kompensieren, um eine klare Sicht zu erlangen. Es gibt zwei grundsätzliche Arten der Kompensation:

Suppression

Suppression ist eine automatische Reaktion. Beide Augen übermitteln Bilder, aber das Gehirn entscheidet sich, die Information vom ›schwächeren‹ Auge zu ignorieren. Dieses vernachlässigte Auge funktioniert dennoch und reagiert auf die Verwendung einer Brille, indem es seine volle Fokussierungsfähigkeit entwickelt.

40

Wenn das ›starke‹ Auge bedeckt wird, übernimmt das ›schwache‹ Auge sofort seine Aufgabe, und das Gehirn wird seine Information benutzen. In normalen Situationen zensieren wir jedoch die weniger nützlichen Bilder. Diese Zensur findet nicht auf einer körperlichen, sondern einer mentalen Ebene statt. Unser Gehirn entscheidet, verwirrende visuelle Informationen zu übersehen. Dies geschieht, weil wir darauf programmiert sind, die klarste, am besten verwendbare visuelle Information, die wir erhalten können, zu produzieren.

Betrachten Sie irgendeine Szene in der Ferne. Halten Sie Ihre linke Hand ungefähr 20 Zentimeter vor Ihr linkes Auge. Konzentrieren Sie Ihre Augen und Ihre Aufmerksamkeit auf die Szene in der Ferne. Erkennen Sie, wie Sie ›durch‹ Ihre Hand das Panorama betrachten? Oberflächlich sind Sie sich Ihrer Hand bewußt und ›sehen‹ sie. Aber Sie nehmen die Hand nicht deutlich oder detailliert wahr. In der Tat unterdrücken Sie das Bild Ihrer Hand, das die Szene in der Ferne stört. Dies ähnelt dem Geschehen, wenn wir ständig Bilder unterdrücken. Das Gehirn ignoriert widersprüchliche Informationen, die von einem Auge übermittelt werden und sich nicht in geeigneter Weise auf Objekte konzentrieren, die betrachtet werden. Wenn die Unterdrückung aufgedeckt wird, bevor sie zu einer tiefverwurzelten, neurologischen Reaktion wird, kann man sie leicht beseitigen, indem man die Konvergenz oder Divergenz stärkt und die Fokussierungsflexibilität im Auge unterstützt.

Suppression ist reversibel, wenn wir uns des Problems bewußt werden und Sehübungen praktizieren, die die Fokussierungsfunktionen des Auges und die Muskelfunktionen stärken. Wenn die Suppression jedoch zu lange anhält, kann dies zu ernsthaften Sehstörungen führen. Die Nervenverbindungen zwischen dem unterdrückten Auge und dem Gehirn leiden unter diesem Mißbrauch, und nicht einmal eine Brille kann das volle Potential des Auges erschließen. In manchen Fällen kann Suppression zu Schwachsichtigkeit führen.

Schwachsichtigkeit

Schwachsichtigkeit (Amblyopie) kann aus verschiedenen Gründen entstehen: Sie kann angeboren, die Folge von Suppression, ein Resultat von psychischem und emotionalem Streß oder von toxischen Problemen wie beispielsweise Ernährungsstörungen oder Giften im Organismus sein.

Schwachsichtigkeit manifestiert sich als extremer Mißbrauch der Information von einem Auge und einer spürbar geringeren Sehschärfe des einen Auges im Vergleich zum anderen. Wenn Schwachsichtigkeit frühzeitig festgestellt wird, kann sie durch Übungen oft korrigiert werden. Anders als bei einem unterdrückten Auge besteht hier jedoch sehr oft nur eine begrenzte Verbesserungsmöglichkeit. Wenn dies der Fall ist, müssen die Sehtrainingsübungen auch am ›starken‹ Auge praktiziert werden, damit es von Spannungen befreit und die Entspannung seiner Fokussierungsfunktion gefördert wird, wann immer dies möglich ist. Das ›starke‹ Auge trägt eine enorme Last. Es kann bereits bestehende Brechungsfehler noch verstärken. Das Ziel des Sehtrainings besteht darin, die binokulare Sicht zu verbessern. Eine große Anzahl von Kindern, die unter Schwachsichtigkeit leiden, werden auf ihrem ›starken‹ Auge kurzsichtig, wenn sie keine Übungen praktizieren, um das binokulare Gleichgewicht zu verbessern und die Flexibilität des ›starken‹ Auges zu erhalten.

Konvergenz und Akkommodation

Wie wir bereits wissen, ist eine klare, binokulare Sicht das Produkt von genauer Fokussierung und richtiger Fixierung. Diese beiden Prozesse sind miteinander verbunden. In einem gut funktionierenden Auge löst der Impuls zu fokussieren automatisch den Impuls zu konvergieren aus. Diese Beziehung wird akkommodative Konvergenz genannt. Wenn bei einer dieser Funktionen eine Schwäche vorhanden ist, muß sich das Auge sehr anstrengen, um dies zu kompensieren. Eine Mangel an konvergenter Bewegung, genannt konvergente Insuffizienz, zwingt die Linse, zusätzliche Fokussierungsintensität auszuüben, um eine einheitliche fusionierte Sicht zu erlangen. Exzessive Konvergenz auf der anderen Seite verursacht, daß der Augenmuskel übermäßig angespannt ist. Es kostet die Augen viel Mühe, sich nach außen zu drehen. Die Linse ist zu stark gewölbt. Dies führt zu einer Ermüdung der Augen, zu Unwohlsein und allgemeinem Streß.

Die Sehtrainingsübungen verhelfen den Augen dazu, jede dieser Reaktionen getrennt zu kontrollieren, Streß abzubauen und die Flexibilität zu fördern. Die allgemeinen Probleme der Kurzsichtigkeit, Weitsichtigkeit, Alterssichtigkeit und Schwachsichtigkeit können die Folge eines Versagens in einem Teil des Fokussierungs-/Ausrichtungsprozesses sein. Lassen Sie uns diese Probleme nun etwas ausführlicher untersuchen.

Kurzsichtigkeit

Kurzsichtigkeit ist die Unfähigkeit, ferne Objekte in den Brennpunkt zu rücken. Dies kann aufgrund struktureller oder funktionaler Probleme im Auge passieren. Es gibt drei Arten der Kurzsichtigkeit: die genetische, angeborene und funktionale.

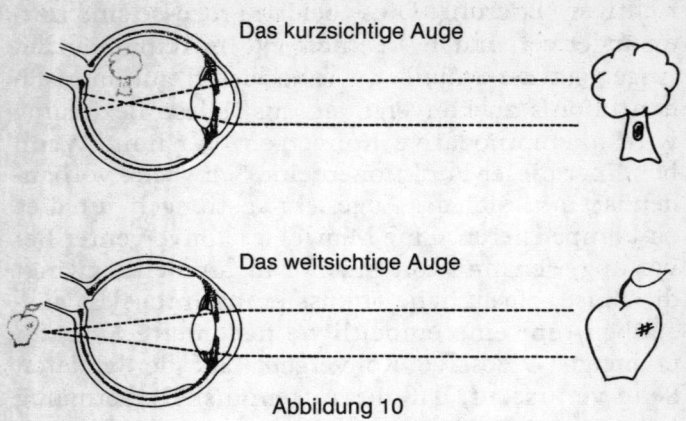

Abbildung 10

Genetische Kurzsichtigkeit

Die genetische Kurzsichtigkeit wird vererbt und zeigt sich gewöhnlich vom fünften bis zum zwölften Lebensjahr. Die Kurzsichtigkeit verschlimmert sich in der Jugend zunehmend. Dieses Problem wird durch eine Mißbildung des Augapfels verursacht. Wenn der Augapfel zu lang ist, kann die Linse (selbst wenn sie optimal funktioniert) die einfallenden Lichtstrahlen von weit entfernten Objekten nicht in einem fokussierten Strahl zur Retina schikken. Das Licht wird vor der Retina gebündelt. Dies verursacht eine verschwommene Sicht, außer wenn das Objekt sehr nah vor den Augen betrachtet wird. Auch angeborene Probleme mit der Linsenflexibilität oder neurologische Störungen können Kurzsichtigkeit verursachen.

Hinweis: Sie können nicht davon ausgehen, daß Ihre Kurzsichtigkeit genetisch bedingt ist, nur weil ein Elternteil oder beide Eltern kurzsichtig sind. Ähnlichkeiten bei dem ›Alter, in dem die Krankheit auftritt‹, ›dem progressiven Krankheitsverlauf‹ und ›die astigmatische Veranlagung‹ von Eltern und Kind liefern nur einen zusätzlichen Hinweis auf eine genetische Ursache.

Angeborene Kurzsichtigkeit

Angeborene Kurzsichtigkeit wird durch Entwicklungsstörungen der Augen vor der Geburt verursacht, die nicht vererbt, aber ein individuelles Merkmal des betreffenden Menschen sind. Einer der allgemeineren, angeborenen Sehfehler ist ein zu langer (kurzsichtiger) Augapfel.

Funktionale Kurzsichtigkeit

Funktionale Kurzsichtigkeit ist die Folge von Augenverspannungen. Sie kann in jedem Alter zwischen 5 und 40 Jahren auftauchen, wobei sie sich oft über einen Zeitraum von 5 bis 10 Jahren verschlechtert. Diese Art von Kurzsichtigkeit nimmt in literarisch gebildeten und technologischen Gesellschaften wie der unseren ständig zu, wo die Menschen viele Stunden am Tag und Jahr für Jahr damit zubringen, zu lesen und Arbeiten zu verrichten, die Nahsehen erfordern.

Die Linse des Auges wölbt sich, wenn es Dinge in der Nähe betrachtet. Die Akkommodationsmuskeln spannen sich an, um die Wölbung zu erzeugen. Wenn sie für längere Zeit in dieser Position bleiben, können sie sich verkrampfen, versteifen und ihre Flexibilität verlieren. Was noch wichtiger ist, die

Linse selbst kann ihre gesamte Flexibilität und Elastizität verlieren. Wenn das Auge in die Ferne blickt, entspannen sich die Linse und / oder die Akkommodationsmuskeln nicht so, wie sie sollten. Die Linse bleibt gewölbt und flacht sich nicht ausreichend ab, um einfallende Lichtstrahlen auf einen Fokussierungspunkt auf der Retina zu lenken. Das Licht, das die Retina erreicht, ist verschwommen und formt ein verzerrtes Bild.

Alle drei Arten der Kurzsichtigkeit können mit Sehtrainingsübungen behandelt werden, die Spannungen reduzieren, die Flexibilität der Muskeln und Linse fördern und die allgemeine Sehweise verändern. Die größten Resultate werden bei Menschen erzielt, die an funktionaler Kurzsichtigkeit leiden. Dies gilt für die große Mehrheit der kurzsichtigen Menschen.

Symptome der Entwicklung von Kurzsichtigkeit

Langsame Refokussierung

Wenn man lange Zeit gelesen hat, ist es schwierig, seine Sicht auf entfernte Objekte zu lenken. Die Augen reagieren nicht sofort. Es ist möglich, seine Fernsicht wieder zu normalisieren, aber erst nach ein paar Sekunden oder Minuten.

Schlechte Nachtsichtigkeit

Wenn gedämpftes Licht oder die Lichtverhältnisse in der Nacht es erschweren, sich auf entfernte Objekte zu konzentrieren, zeigt dies im allgemeinen den Beginn von Kurzsichtigkeit an.

Schielen

Wenn entfernte Objekte klarer werden, wenn die Augen zu schielen beginnen, besteht die Möglichkeit, daß sich Kurzsichtigkeit entwickelt.

Die Tendenz, an entfernte Objekte näher heranzugehen

Wenn wir feststellen, daß wir uns näher vor den Fernseher, die Kinoleinwand oder Tafeln setzen, ist es sehr wahrscheinlich, daß wir kurzsichtig werden.

Der Umgang mit Kurzsichtigkeit

Nachfolgend finden Sie eine Liste von Regeln zur Sehvorsorge, die Augenverspannungen lösen und dazu verhelfen, die Entwicklung von funktionaler Kurzsichtigkeit zu verhindern.

1. Halten Sie alles, was Sie lesen, mindestens 35 Zentimeter von den Augen entfernt.
2. Lesen Sie immer bei hellem, nicht blendendem Licht.
3. Nehmen Sie eine gute Haltung ein. Setzen Sie sich entspannt hin, wobei Sie den Rücken bequem gegen eine vertikale Oberfläche lehnen. Dies verhindert, daß sich die Augen verspannen müssen, um die richtige Fixierung beizubehalten.
4. Halten Sie das, was Sie lesen, in einem Winkel. Legen Sie das Buch nicht auf eine horizontale Oberfläche. Darüber hinaus sollten Sie das, was Sie lesen, ruhig halten.
5. Vermeiden Sie es, Kleingedrucktes oder Schlechtgedrucktes zu lesen.
6. Vermeiden Sie übertriebene Konzentration und einen übertrieben genauen Sehstil.

7. Lesen Sie nicht in einem Fahrzeug, das sich bewegt.

8. Machen Sie Pausen. Wenn Sie sich für längere Zeit auf ein naheliegendes Objekt konzentriert haben, sehen Sie auf, und blicken Sie mindestens zehnmal in der Stunde in die Ferne. Legen Sie einmal in der Stunde eine fünfminütige Pause ein.

9. Während der Pause schließen Sie Ihre Augen, lassen sie in der Augenhöhle kreisen, um die Muskeln zu entspannen. Schauen Sie aus dem Fenster oder in einen großen Raum.

10. Wenn Sie fernsehen, achten Sie darauf, daß die Lautstärke richtig eingestellt ist, und benutzen Sie nur Fernsehgeräte, die einen großen Bildschirm haben und richtig eingestellt sind.

11. Vermeiden Sie, zu große Mengen von raffiniertem Zucker zu sich zu nehmen, und sorgen Sie ganz allgemein für eine hochwertige Ernährung.

12. Treiben Sie Sport. Sport und Aktivitäten im Freien halten die Fokussierungsflexibilität aufrecht.

13. Spannen Sie sich nicht an, schielen Sie nicht oder zwingen Sie sich, klar zu sehen. Akzeptieren Sie es, wenn Sie verschwommen sehen, und entspannen Sie Ihre Konzentration.

Weitsichtigkeit

Weitsichtigkeit erschwert es, nahe liegende Objekte deutlich zu sehen. Dies kann durch strukturelle oder funktionale Probleme im Auge verursacht werden. Es gibt drei Arten der Weitsichtigkeit: die jugendliche, fortschreitende und Altersweitsichtigkeit.

Jugendliche Weitsichtigkeit

Kurz nach der Geburt sind wir fast alle etwas weitsichtig. Das noch nicht entwickelte Auge ist kleiner
als das vollständig entwickelte Auge des Erwachsenen. Dies macht Kinder potentiell sehr weitsichtig.
In einem zu kurzen Auge muß das Licht, das von
nahen Objekten stammt, sehr stark gebündelt werden, um auf die Oberfläche der Retina treffen zu
können. Glücklicherweise ist die Linse eines Kindes viel dicker als die eines Erwachsenen, was ihr
eine zusätzliche Fokussierungskraft verleiht. Diese
erhöhte Sehkraft, kombiniert mit der Flexibilität
der Muskeln und Linse, reduziert das Maß der potentiellen Weitsichtigkeit in einem jugendlichen
Auge. Wenn wir älter werden, wird der Augapfel
länger und die Linse dünner. Dieses gut koordinierte Wachstumsmuster, bekannt als Emmetropisa-
tion, ist ein Beispiel dafür, wie der Gehirnimpuls,
eine klarere Sicht zu erzeugen, das Augenwachstum
steuert. Die unterschiedliche Beziehung zwischen
dem Wachstum des Augapfels und der Dicke der
Linse wird durch die Forderung des Gehirns beeinflußt, eine klare Sicht zu erlangen.

Deshalb ist jugendliche Weitsichtigkeit nur ein
Problem, wenn sie die Konzentrationsfähigkeit des
Kindes beeinträchtigt oder seine Fähigkeit zu lesen
oder zu lernen behindert. Wenn ein Kind seine
Augen nicht bequem auf Aufgaben, die nahe liegen,
konzentrieren kann, kann es Lernschwierigkeiten
entwickeln und seine soziale Anpassung in der
Schule kann beeinträchtigt werden.

Wenn die jugendliche Weitsichtigkeit in seltenen
Fällen auch beim Erwachsenen anhält, kann sie eine
Anfälligkeit für Pseudoweitsichtigkeit hervorrufen.
Dies geschieht, wenn ein weitsichtiges Auge, das

sich ständig anstrengt, sich auf nahe liegende Aufgaben zu konzentrieren, Verkrampfungen der Akkommodationsmuskeln verursacht. Die Linse erstarrt in einer gewölbten Position und dies ruft vorübergehende Weitsichtigkeit hervor.

Erwachsene, die die meiste Zeit ihres Lebens weitsichtig gewesen sind, werden schließlich eine Lesebrille brauchen. Junge Leute jedoch, die das Sehtraining praktizieren, können das Maß ihrer Weitsichtigkeit reduzieren und die Notwendigkeit einer Brille hinausschieben.

Alterssichtigkeit

Alterssichtigkeit (Presbyopie) wird durch die natürliche Erstarrung der Linse und den Mangel an Fokussierungsflexibilität verursacht, der durch diese Versteifung hervorgerufen wird. Jeder wird ungefähr im Alter von 40 Jahren alterssichtig. Dies kann durch Übung und Veränderung der Sehweise hinausgezögert werden, wenn man es frühzeitig entdeckt. Leider entwickelt sich die Alterssichtigkeit sehr langsam, und wir neigen dazu, uns selbst gegenüber nicht zuzugeben, daß diese Zeichen des Älterwerdens bei uns vorhanden sind.

Das alterssichtige Auge

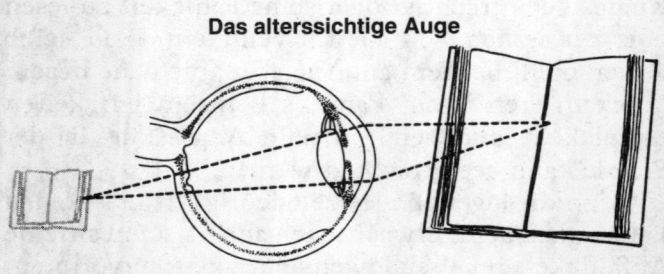

Abbildung 11

Symptome der Presbyopie

1. Kleine Punkte können nur noch schwer gelesen werden.
2. Gedämpftes Licht verursacht, daß die Buchstaben verschwimmen. Helles Licht scheint ›normales‹ Sehen zu ermöglichen.
3. Das Gelesene muß immer weiter von den Augen entfernt gehalten werden.
4. Augenverspannung, Kopfschmerzen oder Erschöpfung machen sich bemerkbar, wenn man lange Zeit gelesen hat.
5. Kleine Objekte, die sich in sehr naher Entfernung befinden, werden nur noch verschwommen wahrgenommen.
6. Brillen für Weitsichtigkeit erweisen sich nun für das Nahsehen als wirkungslos.

Ein zusätzlicher Aspekt der Alterssichtigkeit ist das Problem der ungenügenden Konvergenz. Wie bereits an früherer Stelle erklärt wurde, hängt die klare und problemlose Fokussierung auf nahe Objekte von einer Kombination aus angemessener Fokussierungsfähigkeit und genauer Fixierung ab. Diejenigen von uns, die Schwierigkeiten haben, ihre Augen in eine konvergente Position zu bringen (sie nach innen zu drehen), spannen ihre Linse zusätzlich an. Die Linse muß sich ›übermäßig‹ fokussieren, um die Konvergenz zu unterstützen.

Vor dem Einsetzen der Alterssichtigkeit behandeln die meisten Menschen die ungenügende Konvergenz, indem sie entweder:

1. vermeiden, Arbeiten zu verrichten, die Nahsehen erfordern, oder
2. kurzsichtig werden, indem sie die Linsen zwingen, eine doppelte Aufgabe zu übernehmen.

Wenn ein Mensch mit ungenügender Konvergenz jedoch das Alter von 40 Jahren erreicht, tauchen neue Probleme auf. Die Verwendung der Akkommodation, um die mangelnde Konvergenz zu kompensieren, wird schwierig. Die Linse ist weniger flexibel und kann sich nicht mehr so leicht lockern. Müdigkeit, Kopfschmerzen, Konzentrationsschwäche oder Doppeltsehen tauchen auf. Oft vermeidet man es zu lesen. Wenn man diese Anzeichen übersieht, bleibt den Augen nichts anderes übrig, als die verschwommene oder doppelte Sicht zu unterdrücken oder unter Unwohlsein und Spannung zu leiden.

Die Sehtrainingsübungen, die die Fokussierungsflexibilität unterstützen und die Konvergenzfähigkeit erhöhen, können jedoch dazu verhelfen, das doppelte Dilemma der Presbyopie und ungenügenden Konvergenz zu beheben.

Fortschreitende Weitsichtigkeit

Die fortschreitende Weitsichtigkeit (oder abnehmende Kurzsichtigkeit) taucht bei den meisten von uns erst nach dem 50. Lebensjahr auf. Sie beeinflußt die Fähigkeit des Auges, sich auf entfernte Objekte zu konzentrieren. Wenn ein Mensch fast sein ganzes Erwachsenenleben lang kurzsichtig gewesen ist, stellt er womöglich fest, daß er nach dem 50. Lebensjahr ohne Brille auf größere Entfernungen deutlicher sehen kann. Jemand, der aus Entfernungen von 30 Zentimeter bis 1,50 Meter klar sehen konnte, sieht nun von 60 Zentimeter bis 3 Meter klar. Die klare Sicht auf größere Entfernungen nimmt allmählich immer mehr zu. Nach dem 50. Lebensjahr nimmt die Kurzsichtigkeit ab, aber im allgemeinen nicht genug, um Probleme der Fernsichtigkeit vollständig zu beheben. Daher wird der Kurzsichtige tatsächlich niemals weitsichtig, sondern nur weniger kurzsichtig.

Diejenigen von uns, die ihr Leben lang weitsichtig gewesen sind, beginnen stärkere Brillen zu verwenden, um eine klare Fernsichtigkeit zu erlangen.

Diejenigen von uns, die früher keinen Sehfehler hatten, beobachten die fortschreitende Weitsichtigkeit nach dem 50. Lebensjahr und brauchen sowohl eine Brille für Kurzsichtigkeit als auch eine für Weitsichtigkeit.

In all diesen Fällen kann sich die allgemeine Sehschärfe vermindern. Die fortschreitende Weitsichtigkeit wird fast immer verzögert, indem man die Verwendung von Brillen für Fernsichtigkeit hinausschiebt. Das Sehtraining erweist sich als effektiv, die schließliche Notwendigkeit für eine Brille bei allen Formen der Weitsichtigkeit zu verzögern.

3. Kapitel

Brillen und Kontaktlinsen

In Amerika tragen heute neun von zehn Menschen, die das 65. Lebensjahr erreicht haben, Brillen oder Kontaktlinsen. Diese alarmierende Statistik stimmt aus verschiedenen Gründen. Als erstes hat die zunehmende Augenvorsorge Sehstörungen entdeckt und diagnostiziert, die vorher oft nicht korrigiert wurden. Als zweites unterliegen unsere Augen in unserer leseorientierten Gesellschaft einem enormen Streß. Von unserem sechsten Lebensjahr an waren wir dazu gezwungen, jeden Tag Stunden mit Aufgaben zu verbringen, die Nahsichtigkeit erfordern. Das Auge war von Natur aus niemals für solch harte Arbeit gedacht. Und drittens verlassen wir uns auf die Brille als ein Allheilmittel. Brillen sind eine akzeptierte, medizinische Krücke. Infolgedessen glauben wir, unsere Augen mißbrauchen zu dürfen. Wir übergehen das Prinzip der Selbstvorsorge. Dies führt zu schlechten Sehgewohnheiten und einer Abhängigkeit von korrigierenden Linsen.

Brillen sind ein wunderbares Hilfsmittel. Sie können nicht genug geschätzt werden. Jedoch ist die Selbstvorsorge in der Behandlung aller Krankheiten von besonderer Bedeutung. Wir geben das Rauchen auf, joggen und ernähren uns gut, um gesundheitliche Probleme zu verhindern. Wir werden nicht fett, rauchen keine sechs Schachteln Zigaretten am Tag und glauben nicht, wir könnten dies mit gutem Recht tun, weil ein Arzt unseren degenerierten Körper behandeln und den Schaden wiedergutmachen kann. Aber unsere Augen behandeln wir oft in dieser Weise.

Dieses Kapitel soll uns helfen zu verstehen, was Brillen und Kontaktlinsen sind, wann und wie wir sie benutzen sollen, wie sie funktionieren und was die ärztliche Verschreibung bedeutet. Anhand dieser Informationen können wir besser beurteilen, wann und wie wir unsere Brille benutzen.

Was unser Brillenrezept bedeutet

Wenn wir das Rezept verstehen können, das uns unser Augenarzt ausschreibt, können wir Fragen hinsichtlich der Entwicklung unserer Sehfähigkeit stellen, nach Veränderungsmöglichkeiten unserer Sehschärfe suchen und genau verstehen, für was unsere Brille gedacht ist. Das Prinzip des Sehtrainings ist informierte Selbsthilfe. Das volle Verständnis der ärztlichen Diagnose ist ein wichtiger Bestandteil davon.

Beispielrezept

	Sphäre	Zylinder	Achse	Prisma
OD (rechtes Auge)	+ 2,00	– 4,00	160	1,00 Δ
				......
OS (linkes Auge)	+ 2,25	– 1,25	20	
	Pupillendistanz 62 mm			

Sphäre

Der sphärische Wert zeigt die Stärke der Linse an, die notwendig ist, um die Sehfähigkeit des rechten oder linken Auges zu korrigieren. Ein Plus-Wert zeigt, daß der Betreffende weitsichtig ist. Ein Minus-Wert zeigt, daß der Betreffende kurzsichtig ist. Der Wert an sich besagt, wie stark die Linse sein muß, um den Sehfehler zu korrigieren. 1 bis 4 ist eine schwache bis mittelmäßige Korrektur. 4 bis 8 ist mittelmäßig bis stark. Ein Wert über 8 bedeutet eine sehr starke Korrektur.

Zylinder

Dieser Wert bezieht sich auf das Maß des Astigmatismus in jedem Auge. Oftmals wird er als ein Plus-Wert und manchmal als ein Minus-Wert angegeben. In diesem Buch benutzen wir die gebräuchlichste Form – den Minus-Wert. Wenn ein Optiker eine Brille anfertigt, wandelt er das Plus immer in ein Minus um. Wenn Sie ein Rezept mit einem Pluszylinder haben, müssen Sie in der Lage sein, diese Umwandlung zu machen, so daß Sie verstehen können, wozu Ihre Brille gedacht und wie stark sie ist.

Astigmatismuslinie

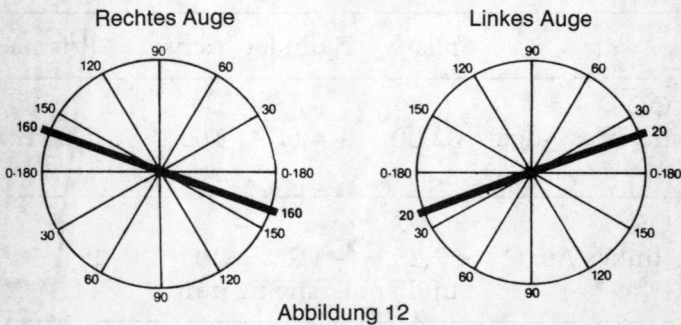

Abbildung 12

<u>Achse</u>

Der Achsenwert zeigt die Position des Astigmatismus im Sehfeld an. Das Auge ist in 12 gleiche Abschnitte unterteilt (siehe Abbildung links). Der
Astigmatismus befindet sich innerhalb der Unter-
teilungen des Kreises. In diesem Fall ist der Astigmatismus im rechten Auge 160 Grad und im linken
20 Grad. In der Abbildung sind die Achsen durch
einen dunklen Balken gekennzeichnet.

Wenn Ihnen ein Rezept wie beispielsweise folgendes
ausgeschrieben wurde:

	Sphäre	Zylinder	Achse
OD	− 2,00	+ 4,00	70
OS	+ 1,00	+ 1,25	110

Dies ist dasselbe wie ein Rezept, das einen Minus-
zylinderwert aufweist:

	Sphäre	Zylinder	Achse
OD	+ 2,00	− 4,00	160
OS	+ 2,25	− 1,25	20

Die Umkehrung dieser Werte ermitteln Sie folgendermaßen:
1. Um die neue Sphäre zu ermitteln, addieren Sie
   den ursprünglichen Sphärenwert mit dem ursprünglichen Zylinderwert. Berücksichtigen Sie

die Plus- und Minuszeichen. Beispielsweise, wenn Sie Sphäre und Zylinder für das rechte Auge im obigen Beispiel zusammenzählen: $-2,00$ addiert mit $+4,00 = +2,00$.

2. Um den neuen Zylinderwert zu ermitteln, kehren Sie das Vorzeichen des ursprünglichen Wertes um, wobei der Wert gleichbleibt. Auf diese Weise wird der Wert $+4,00$ zu $-4,00$.

3. Verändern Sie den Achsenwert um 90 Grad. Der maximale Wert ist 180. Wenn der ursprüngliche Wert unter 90 liegt, addieren Sie 90 dazu. Wenn der ursprüngliche Wert mehr als 90 ist, ziehen Sie 90 ab. Aus diesem Grund wird der ursprüngliche Achsenwert für das rechte Auge − der 70 war − 160 und die ursprüngliche Achse für das linke Auge − die 110 war − wird 20.

4. Nachdem Sie die eben beschriebenen Schritte vollzogen haben, sollte das neue Rezept dann folgendermaßen lauten:

	Sphäre	Zylinder	Achse
OD	$+2,00$	$-4,00$	160
OS	$+2,25$	$-1,25$	20

Pupillenabstand

Dieser Wert zeigt die Distanz in Millimeter an, die zwischen den Pupillen Ihrer Augen liegt. Es ist wichtig, daß dieser Wert auf dem Rezept verzeichnet ist, so daß der Optiker weiß, wo er den optischen Mittelpunkt der Linsen anbringen muß. Der Mittelpunkt der Linse sollte in einer direkten Linie mit der Pupille sein.

Addieren

Dieser Wert erscheint auf Rezepten für Zweistärkenbrillen. Er bezeichnet die zusätzliche (+) Linsenstärke, die zu dem Sphärenwert addiert werden muß, um die richtige Stärke zum Lesen zu erhalten. Wenn die Sphäre und dieser zusätzliche Wert kombiniert werden (wobei die Plus- und Minuszeichen berücksichtigt werden), ist die Gesamtstärke der Brille bestimmt. Bei Fern- und Lesebrillen bleiben die Werte für den Zylinder und die Achse gleich.

Prisma

Prismen werden nur selten verwendet, aber bei einigen Brillen sind sie vorhanden, um übertriebene Konvergenz oder Insuffizienz oder vertikale Abweichungen zu korrigieren. Die Zahl und Richtung zeigen das Maß und die Position des Prismas an. Das Dreieck bedeutet Prismadioptrie, die optische Einheit für das Prismenmaß.

Brillen

Brillen werden aus Glas oder Plastiklinsen hergestellt. Die Technik der Linsenherstellung ist sehr kompliziert. Wir können jedoch einige allgemeine Tatsachen verstehen, wie eine Linse funktioniert.

Eine Linse ist dazu gedacht, Licht zu bündeln. Dies geschieht dadurch, daß die Oberfläche der Linse in ihrem Mittelpunkt nach außen gewölbt wird, wodurch sie konvex wird (Plus-Linse) oder in ihrem Mittelpunkt nach innen gekrümmt wird, wodurch sie konkav wird (Minus-Linse). Wie wir aus dem Kapitel über die Anatomie des Auges bereits wissen, muß das Licht, das in das Auge fällt, bei einem weitsichtigen Menschen schärfer gebündelt werden. Seine Augenlinse ist nicht ausreichend gewölbt. Das kurzsichtige Auge muß das einfallende Licht weniger scharf bündeln. Diese Anpassungen, die durch die eigene Linse des Auges nicht bewerkstelligt werden können, werden durch die Linse in der Brille erreicht.

Der Arzt kann auch eine Brille verschreiben, um die ungleiche Krümmung der Hornhaut auszugleichen, die einen Astigmatismus verursacht.

Linsen sind in vielen verschiedenen Formen erhältlich: getönt, sonnenempfindlich, Vollspektrum, Plastik- und Chrom- oder Kristallglas. Getönte Gläser sollten vermieden werden, außer wenn es absolut notwendig ist. Die besten Farben sind Grün oder Grau. Jede getönte Brille, die tagein, tagaus in hellem Licht und Schatten getragen wird, kann Ihre natürliche Sehschärfe verringern und Ihre Empfindlichkeit für natürliches Licht erhöhen. Vollspektralbrillen, das heißt, Linsen, die das gesamte Spektrum der Lichtwellen in Ihre Augen eindringen lassen, sind am besten. Man hat festgestellt, daß es von Vorteil für das Auge ist, wenn es dem ganzen Spektrum des sichtbaren und unsichtbaren Lichts ausgesetzt ist. Wenn Sie daher Ihre Brille auswählen, wägen Sie modische Aspekte gegen diese einfachen Richtlinien ab.

Kontaktlinsen

In jüngster Zeit waren Kontaktlinsen die bedeutendste Entwicklung auf dem Sektor der korrigierenden Linsen. Trotz ihrer Schwierigkeiten und möglichen Probleme überwiegen ihre Vorteile gewöhnlich ihre Nachteile. Der modische Nutzen, den Kontaktlinsen haben, ist sehr bedeutsam. Viele Menschen, die ihr ganzes Leben lang eine Brille tragen mußten, fühlten sich dadurch belastet. Die einfache Tatsache, das Brillengestell von ihrem Gesicht zu nehmen, verleiht ihnen ein erhebendes Gefühl und verbessert ihr Selbstbild. Was noch wichtiger ist, im Falle der Kontaktlinsen gibt es konkrete optische und mechanische Vorteile. Lassen Sie uns nun die Vor- und Nachteile sowohl von harten als auch weichen Kontaktlinsen betrachten.

Kontaktlinsen (harte oder weiche) reduzieren die optischen Störungen und Abweichungen von starken Brillen sehr stark, da sie dünner und näher am Auge sind. Selbst wenn sich die Augen bewegen, bleiben die optischen Zentren der Kontaktlinsen in der richtigen Lage, anders als bei Brillen. Die ›Tunnelsicht‹-artigen Einschränkungen der Brille verschwinden bei Kontaktlinsen, die das gesamte Sehfeld öffnen. Aber denken Sie daran, Kontaktlinsen sind am geeignetsten für Menschen, die fast die ganze Zeit korrigierende Linsen brauchen. Wenn man zu früh im Leben Kontaktlinsen trägt, kann eine unerwünschte Abhängigkeit wie bei Brillen entstehen.

Harte Kontaktlinsen: Vorteile

1. Harte Kontaktlinsen halten länger und sind pflegeleichter. Sie verleihen oft eine klarere Sicht als weiche Linsen oder Brillen.
2. Harte Kontaktlinsen sind weniger anfällig für hygienische Probleme als weiche Kontaktlinsen, obwohl auch hier Probleme auftauchen können.
3. Harte Kontaktlinsen können dazu dienen, zunehmende Kurzsichtigkeit zwischen dem Alter von zwölf und 20 Jahren zu stabilisieren.

Harte Kontaktlinsen: Nachteile

1. Harte Kontaktlinsen erfordern eine sehr genaue Herstellung und ständige sorgfältige Pflege. Billige Kontaktlinsen sind absolut kein Gewinn. Der Optiker sollte bereit sein, die Linsen zu modifizieren und zu verändern, wenn sich Ihre Augen an die Linse angepaßt haben. Eine gute Nachbetreuung ist von großer Wichtigkeit.

2. Einigen Menschen sind harte Kontaktlinsen unangenehm.

3. Die harte Kontaktlinse kann eine betäubende Wirkung auf die Hornhaut ausüben, so daß der Träger der Kontaktlinsen keinen Schmerz empfindet, selbst wenn er dies sollte.

4. Sie können Hornhautverformungen verursachen. Dies kann Astigmatismus hervorrufen oder verstärken.

5. Hornhautirritationen, Schwellungen und Jukken ist möglich.

6. Die Zwinkergewohnheiten können sich verändern. Es ist möglich, daß man eine schräge Kopfhaltung annimmt.

7. Sehprobleme können auftauchen, wenn man von harten Kontaktlinsen zu normalen Brillen überwechselt. Hier ist eine Anpassungszeit erforderlich.

8. Harte Kontaktlinsen können die Empfindlichkeit für blendendes und Sonnenlicht erhöhen.

9. Sie sind anfällig, Schmutz und Staub anzuziehen, was das Auge reizen oder sogar verletzen kann.

10. Harte Kontaktlinsen müssen regelmäßig getragen werden, damit die Anpassung des Auges an die Linsen nicht verlorengeht und damit man sie als angenehm empfindet.

Weiche Kontaktlinsen: Vorteile

1. Weiche Kontaktlinsen sind ausgesprochen angenehm und erfordern keine Gewöhnungsphase. Sie können ohne Schwierigkeiten sofort und für längere Zeiten getragen werden.
2. Die Form der Linse paßt sich an das Auge an, nicht umgekehrt wie bei harten Kontaktlinsen.
3. Die Gefahr, daß die Hornhaut durch Kratzer geschädigt und gereizt wird, ist im Vergleich zu harten Linsen ausgesprochen gering.
4. Man kann ohne größere Umstellung von weichen Kontaktlinsen auf Brillen überwechseln.

Weiche Kontaktlinsen: Nachteile

1. Die Linsen an sich haben eine begrenzte Lebensdauer, können reißen und müssen jährlich erneuert werden.
2. Weiche Kontaktlinsen verursachen viel häufiger chemische oder allergische Reaktionen. Sie können bakterielle Infektionen im Auge verursachen, wenn man die sorgfältigen Pflegeanleitungen nicht befolgt.
3. Weiche Kontaktlinsen verleihen möglicherweise keine so klare Sicht wie harte Kontaktlinsen oder Brillen.
4. Weiche Kontaktlinsen erfordern mehr Pflege.

Ich empfehle eher die Verwendung von weichen Kontaktlinsen als von harten, wenn eine gute Sicht erzielt wird und keine negativen Reaktionen vorhanden sind. Harte Kontaktlinsen sind bei Teenagern empfehlenswert, die unter einer schnell fortschreitenden Kurzsichtigkeit leiden, wenn sich das Sehtraining allein als nicht ausreichend erweist.

Wenn harte Kontaktlinsen notwendig sind, empfehle ich die neuesten, luftdurchlässigen Modelle. Und ich glaube, daß Kontaktlinsen für Menschen, die ständig korrigierende Linsen brauchen, befriedigender sind als Brillen. Viele Menschen glauben, daß ihre Augen ›zu empfindlich‹ oder ›Brillen sehr kleidsam sind‹, aber wenn sie erst einmal Kontaktlinsen ausprobieren, sind sie sehr begeistert. Menschen, die ihre Brille nicht die ganze Zeit tragen, sollten keine Kontaktlinsen verwenden. Es besteht die Tendenz, die Kontaktlinsen zu viel zu tragen. Wie ich in dem Kapitel ›Zeit ohne Brille‹ erklären werde, kann der übertriebene Gebrauch korrigierender Linsen die Sehschärfe verringern und das Fortschreiten von Brechungsproblemen beschleunigen.

Eine letzte Bemerkung: Versuchen Sie nicht, möglichst schnell zu Kontaktlinsen zu kommen. Die Herstellung von Kontaktlinsen erfordert eine Nachsorge, so daß die Kontaktlinsen speziell auf Ihr Auge zugeschnitten werden können. Stellen Sie sicher, daß Ihre Kontaktlinsen von einem Markenhersteller sind und Sie später alle nötigen Veränderungen durchführen lassen können, um möglicherweise auftauchende Probleme zu beseitigen.

Und nun, wo wir wissen, wie unsere Brillen und Kontaktlinsen funktionieren, ist es Zeit, sie abzunehmen! Lernen wir, wie wir unsere Sehschärfe verbessern und stärken können, indem wir brillenlose Zeiten verbringen.

Zeit ohne Brille

Egal, unter welcher Sehstörung wir leiden, wir sollten Zeit ohne Brille verbringen. Wir wissen, daß konzentriertes Sehen unsere Linsen und Augenmuskeln anspannt und unsere Aufmerksamkeit auf Objekte und Aufgaben lenkt. Dies kann unsere Augen zwingen, sehr hart zu arbeiten, ohne daß wir dies bemerken. Wenn wir unsere Brille benutzen, läßt sich diese intensive Konzentration leichter herstellen, da die Bilder klarer sind und die Brillenränder wie Scheuklappen wirken, die unser peripherisches Bewußtsein einschränken. Dies verursacht ein zweifaches Problem: Erstens erhöhen wir künstlich unsere Ausdauer, wobei wir unsere Augen anstrengen, ohne dies zu erkennen, daß unsere Brille die klare Sicht für uns aufrechterhält. Zweitens macht es die Verwendung der Brille für unsere Augen unnötig, selbständig zu arbeiten. Da die Linsen die Kraft unserer natürlichen Augenkraft ersetzen, können unsere angeborenen Sehfähigkeiten vermindert werden, wenn wir die Brille falsch verwenden.

Mit Hilfe von sorgfältigen und kontrollierten Pauseplänen können wir unsere natürliche Sicht ohne Brille verbessern, indem wir eine Verbindung von Wahrnehmungsanpassung und körperlicher Verbesserung herstellen. Progressive Sehprobleme, wie zum Beispiel funktionelle Kurzsichtigkeit, Alterssichtigkeit und fortschreitende Weitsichtigkeit werden mit Hilfe dieser Technik drastisch verlangsamt. Gleichzeitig wird unser Wahrnehmungssinn für ein weites Panorama durch brillenlose Zeiten gestärkt, und unser Geist wird von folgerichtigem, konzentriertem, detailliertem Denken befreit.

Wie man mit verschwommener Sicht umgeht

Verschwommene Sicht ist nur dann ein Problem, wenn wir spezielle visuelle Informationen sammeln müssen. Offensichtlich sollten wir mit verschwommener Sicht nicht Auto fahren oder Sportarten betreiben, die die Möglichkeit einer Gefahr in sich bergen. Aber während eines Gesprächs, beim Fernsehschauen, Musikhören, Fangenspielen, Essen, Spazierengehen oder sogar bei bestimmter Lektüre ist eine verschwommene Sicht wohl kaum ein Problem. Denken Sie daran, folgende Hinweise zu beachten:

1. Sorgen Sie dafür, daß Sie Ihre Augen entspannen. Verspannen Sie Ihre Augen nicht, und schielen Sie nicht, damit Sie die Dinge klarer sehen. Akzeptieren Sie die Verschwommenheit.

2. Schließen Sie häufig die Augen. Um den Impuls zu unterdrücken, sich anzuspannen oder zu konzentrieren, schließen Sie die Augen und lassen Sie die Fixierung los. Dann öffnen Sie die Augen wieder.

3. Konzentrieren Sie sich auf andere Sinnesorgane. Unser Gesichtsfeld ist gewöhnlich unsere Hauptinformationsquelle. Wenn Sie sich ohne Brille bewegen, verlassen Sie sich genausosehr auf das Gehör, den Tastsinn und den Geschmackssinn, um Informationen zu erlangen.

4. Betrachten Sie die gesamte Szene. Konzentrieren Sie sich nicht auf individuelle Objekte oder Details.

5. Schauen Sie defensiv, nicht offensiv. Seien Sie sich allgemeiner Bewegungen und Veränderungen in Ihrer Umgebung bewußt.

6. Verbringen Sie Zeit damit, sich auf innere Gedanken einzustimmen und sich Ihren Tagträumen hinzugeben.

7. Wenn Sie das Gefühl haben, daß Sie ohne Ihre Brille nicht hören oder denken können (was üblich ist), beginnen Sie mit dieser Übung in einer kontrollierten Umgebung. Setzen Sie sich in

einen Raum mit gedämpftem Licht, und schließen Sie häufig die Augen. Ihre Umgebung sollte
angenehm und ruhig, gleichbleibend und ordent-
lich sein.
8. Wenn Sie Fortschritte mit dem Sehtrainingsprogramm machen, verbringen Sie vermehrt Zeit
ohne Brille.

Stundenplan für die Zeit ohne Brille

Die Zeit, die wir ohne unsere Brille verbringen können, hängt davon ab, wie stark unsere Brille ist. Die
folgende Tabelle ist eine allgemeine Richtlinie.

Brillen für Weit- oder Kurzsichtigkeit
1. bis zu + oder − 4,00 Dioptrien (sphärischer
Wert). Je mehr Zeit Sie ohne Brille verbringen,
um so besser.
2. von + oder − 4,00 bis 8,00 Dioptrien (sphärischer Wert). Verbringen Sie eine Stunde pro Tag
ohne Brille. Tragen Sie zusätzlich zwei Stunden
am Tag eine schwächere Brille.
3. von + oder − 8,00 Dioptrien oder höher (sphärischer Wert). Verbringen Sie dreißig Minuten pro
Tag ohne Brille. Tragen Sie zusätzlich zwei Stunden pro Tag eine schwächere Brille.

Diese Richtwerte sind das Minimum. Wenn Sie sich
dabei wohl fühlen, mehr Zeit ohne Brille zu verbringen, sollten Sie dies tun. Wenn Sie essen, telefonie-
ren, im Auto (nicht selbst fahren!) oder in öffent-
lichen Verkehrsmitteln fahren können, ohne eine
Brille zu tragen, tun Sie dies. Finden Sie Möglichkeiten, wo sie sich bieten. Da unsere Tagesabläufe
unterschiedlich sind, muß man flexibel sein. Man
kann den Wert der brillenlosen Zeit gar nicht über-

bewerten. Sie unterbricht die körperliche und psychologische Abhängigkeit von unserer Brille. Sie lehrt uns, entspannt zu schauen und holt das meiste aus unseren natürlichen Sehfähigkeiten heraus.

Tips für eine brillenlose Zeit in verschiedenen Situationen

Im Gespräch

1. Wenn Sie die Gesichtszüge des Menschen, mit dem Sie sich unterhalten, sehen können, betrachten Sie seinen allgemeinen Gesichtsausdruck. Stimmen Sie sich auf die Gefühle ein, die das Gespräch Ihnen vermittelt.
2. Seien Sie sensitiv für den Klang der Stimme und Stimmodulationen.
3. Rücken Sie nahe genug an den anderen heran, so daß Sie das Gefühl haben, daß Sie auf derselben physischen Sphäre sind, aber nicht so nahe, daß Sie sich anstrengen, klarere Sicht zu erlangen.

Beim Fernsehschauen

1. Setzen Sie sich nahe genug vor den Bildschirm, um allgemeine Formen unterscheiden zu können.
2. Beginnen Sie damit, verbale Sendungen wie die Nachrichten, Talkshows, Musikfilme oder Komödien ›anzuschauen‹.
3. Schließen Sie häufig die Augen. Unterbrechen Sie den Impuls, eine klarere Sicht erlangen zu wollen, indem Sie die Augen anspannen.
4. Stellen Sie sicher, daß der Fernseher in einem gut beleuchteten Raum steht. Reduzieren Sie störende Ablenkungen auf ein Minimum.

Wenn Sie einen Kinofilm sehen

1. Setzen Sie sich nahe genug vor die Leinwand, um Gesichter unterscheiden und die Handlung sehen zu können, aber nicht so nahe, daß Sie den Titel und Namen deutlich lesen können. Setzen Sie Ihre Brille nur auf, um die Namen zu lesen, und nehmen Sie sie dann für den Rest des Films wieder ab.

Beim Spazierengehen

1. Wenn Sie einen Spaziergang um das Haus machen, wo Sie mit der Umgebung vertraut sind, nehmen Sie Ihre Brille ab.
2. Wenn Sie einen Spaziergang in einer unbekannten Umgebung machen, nehmen Sie die Brille nur ab, wenn kein starker Verkehr herrscht und der Boden eben und nicht steinig oder ungleichmäßig ist.

Beim Joggen

1. Wenn Sie auf einer Bahn, einem Weg, der für Autos gesperrt ist, oder auf ebenem und weichem Untergrund laufen, joggen Sie ohne Brille. Dies ist die perfekte Umgebung. Konzentrieren Sie sich auf das weite Panorama. Lassen Sie Ihren Gedanken freien Lauf.

Beim Essen

1. Dies ist einfach für Menschen, die unter einer geringen Kurzsichtigkeit leiden. Diejenigen, die sehr kurzsichtig oder weitsichtig sind, sollten nur dann versuchen, ohne Brille zu essen, wenn sie sich dabei wohl fühlen.

Beim Lesen

1. Dies ist nur kurzsichtigen Menschen möglich, die eine Brille mit − 2,50 Dioptrien oder weniger brauchen. Menschen, die − 2,50 bis 4,00 Dioptrien haben, sollten in der Lage sein, Zeitungen und Illustrierte ohne Brille zu lesen, nachdem sie das Sehtraining zwei bis drei Wochen lang praktiziert haben.
2. Halten Sie Ihre Lektüre mindestens 25 Zentimeter von den Augen entfernt. Rücken Sie sie nicht näher an die Augen! Eine Lesedistanz von 35 bis 40 Zentimeter ist ideal.
3. Beginnen Sie mit leicht lesbarer Lektüre. Kein hochintellektueller oder komplizierter Stoff. Vermeiden Sie Kleingedrucktes.
4. Beginnen Sie mit einer Lektüre, die Ihnen Spaß macht. Studieren Sie nicht, und lesen Sie nicht etwas, das mit Ihrer Arbeit zu tun hat, ohne Ihre Brille aufzusetzen, bis Sie sich ohne Brille wohl fühlen.

Schlußbetrachtung

Zeit ohne Brille ist die einfachste, effektivste und wichtigste von allen Übungen des Sehtrainings. Sie kann mühelos in die täglichen Aktivitäten integriert werden. Wenn sie zu einer Gewohnheit wird, werden Sie eine tatsächliche Verbesserung Ihrer Sehfähigkeit und der Klarheit Ihrer Sicht ohne Brille feststellen.

Denken Sie immer daran: Strengen Sie Ihre Augen niemals an. Wenn Sie Kopfschmerzen dennoch bekommen, dann deshalb, weil Sie versuchen, Ihre verschwommene Sicht zu beheben, anstatt sie zu akzeptieren.

4. Kapitel

Die Bestimmung des Sehstils

Jeder von uns hat seinen eigenen Sehstil. Es ist unsere persönliche Art und Weise, unsere Augen zu benutzen, um die Welt zu betrachten. Unser Sehstil entwickelt sich als Folge der physischen Fähigkeiten unserer Augen und unserer psychologischen und intellektuellen Einstellungen. Er beeinflußt die Art und Weise, wie sich unsere Augen entwickeln, die Stärken und Schwächen unserer Sehkraft und die Art und Weise, wie wir mit Aufgaben umgehen, bei denen wir unseren Gesichtssinn brauchen. In einem Kreislauf von kontinuierlicher Interaktion ruft unsere geistige Einstellung zur Wahrnehmung körperliche Reaktionen in unseren Augen hervor, und die körperlichen Reaktionen unserer Augen beeinflussen wiederum unsere geistige Haltung gegenüber der Wahrnehmung.

Leider sind wir so daran gewöhnt, wie wir die Welt betrachten, daß wir uns nur selten fragen: »Wie benutze ich meine Augen?« Wenn wir uns anstrengen müssen, um entfernte Objekte zu sehen, vermeiden wir Situationen, die dies erfordern. Wenn es uns schwerfällt, uns auf das zu konzentrieren, was wir lesen, vermeiden wir es möglicherweise, überhaupt zu lesen. Wenn wir nicht wirklich erkennen, was in der Welt um uns herum vor sich geht, wissen wir kaum, was uns entgeht.

Es ist notwendig zu erkennen, wie wir unsere visuellen Aufgaben angehen, so daß wir potentielle Sehprobleme, Bereiche von visuellem Streß und allgemeine Beeinträchtigungen in der Wahrnehmung erkennen können. Um diese Selbsterkenntnis zu erlangen, müssen wir die Verbindung zwischen der Art und Weise, wie wir sehen und wie wir denken, verstehen. Konzentrieren sich unsere Augen mühelos auf naheliegende Arbeiten? Fällt es uns leicht zu lesen? Betrachten wir die Welt von einer breiten Perspektive aus und vermeiden wir Details? Können wir unsere Aufmerksamkeit und unsere Augen für längere Zeit auf eine einzige Aufgabe konzentrieren? Basieren unsere Wahrnehmungen auf Verallgemeinerungen oder sind sie zusammengestückelt wie ein Geduldsspiel?

Dieses Kapitel enthält eine Reihe von Tests und einen Fragebogen für Erwachsene und Kinder. Diese sollen uns erkennen helfen, wie wir eine Vielzahl von visuellen Aufgaben handhaben. Wir sind dazu aufgefordert, unseren persönlichen Sehstil zu beobachten und einzuschätzen, und beginnen, die Quellen möglicher Sehprobleme, Erschöpfung der Augen, Unflexibilität der Fokussierung und der Muskeln und Sehgewohnheiten, die uns selbst begrenzen und unsere Wahrnehmungsfähigkeit reduzieren, aufzudecken.

Die körperlichen Wirkungen des Sehstils

Wie wir bereits aus dem Kapitel über die Augenanatomie wissen, verändern sich unsere Linse, Akkommodationsmuskeln und unser Nervensystem je nachdem, wie wir unsere Umgebung betrachten. Wir können kurz- oder weitsichtige Brechungsfehler entwickeln, Augenverspannung, Suppression,

Schwachsichtigkeit oder Lernschwierigkeiten, wenn wir nicht dafür sorgen, daß unsere Augen flexibel bleiben. Wenn vererbte Augenkrankheiten nicht erkannt werden, verschlechtern sie sich zunehmend.

Unser Sehstil kann sich als Kompensation für körperliche Probleme entwickeln, wobei sich diese aber noch mehr ausprägen. Kurzsichtigkeit kann eine anstrengende Linsenwölbung verursachen und unsere Tendenz verstärken, intensiv zu lesen und uns auf nahsichtige Arbeit zu konzentrieren. Dies kann dazu führen, daß wir uns zunehmend unwohl dabei fühlen, allgemeine Informationen anders als durch Lesen zu sammeln. Möglicherweise beginnen wir, Aktivitäten zu meiden, die Fernsichtigkeit erfordern, wie zum Beispiel Sport. Statt dessen verbringen wir mehr und mehr Zeit damit, uns Aufgaben zuzuwenden, die Nahsehen erfordern. Langsam schneiden wir uns von unserer allgemeinen Umgebung ab. Dies kann zu verstärkter Augenverspannung und zunehmend stärkerer Kurzsichtigkeit führen. Wir verändern die Art und Weise, wie wir mit der Welt umgehen, um unsere visuellen Probleme auszugleichen. Die Wirkungen sind weitreichend. Weitsichtigkeit kann die Unfähigkeit aufrechterhalten, unsere Linse zu wölben, und uns davon abhalten, unsere Augen dazu zu benutzen, uns auf naheliegende Objekte oder auf ein Buch zu konzentrieren. Wie auch die Kurzsichtigkeit, kann die Weitsichtigkeit einen Sehstil verursachen, der visuelle Probleme kompensiert und unsere auf der Wahrnehmung basierenden Aktivitäten einschränkt. Egal welche körperliche Sehstörung wir auch haben, sie beeinflußt jedenfalls die Art und Weise, wie wir mit den Aufgaben umgehen, die mit Wahrnehmung zu tun haben.

Es gibt zwei allgemeine Kategorien unserer Sehweise: fixiert-zentral und breit-peripher. Die meisten von uns verwenden beide Sehweisen, abhängig von der jeweiligen Aufgabe. Wir neigen jedoch dazu, in eine Kategorie mehr zu verfallen als in die andere. Betrachten wir nun diese grundlegenden Sehweisen und untersuchen wir, wie sie die innere Funktion unserer Augen beeinflussen.

Fixiert-zentraler Sehstil

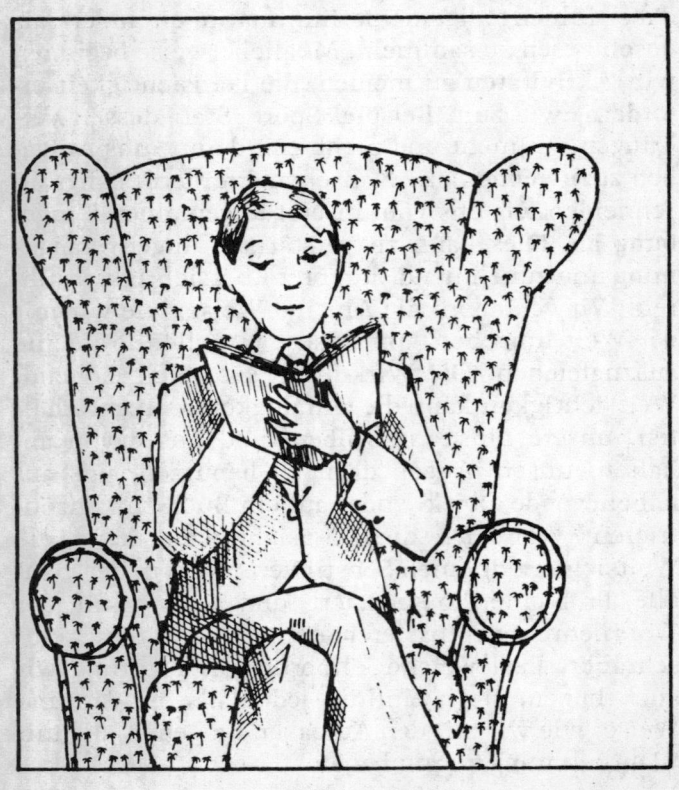

Abbildung 13

Fixiert-zentraler Sehstil

Wenn wir uns mit Details wohl fühlen, gerne lesen und abgegrenzte visuelle Räume betrachten, sind wir sehr wahrscheinlich fixiert-zentral. (Gewöhnlich sind unsere Augen konvergent oder übertrieben konvergent.) Unser Blick konzentriert sich auf Objekte, die nahe vor uns liegen. Wir fühlen uns zu

Breit-peripherer Sehstil

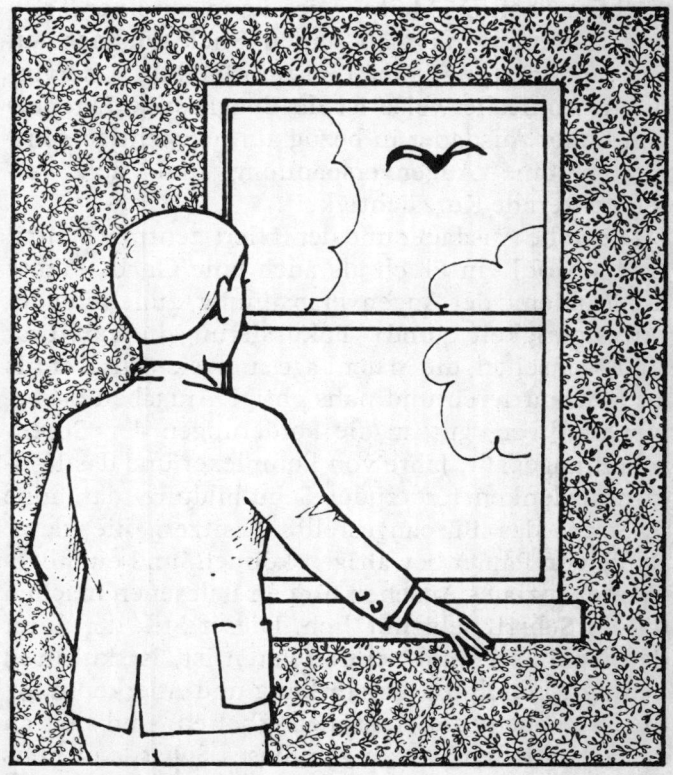

75

allem Gedruckten hingezogen, lesen jedes Wort und überfliegen nur selten eine Seite. Wahrscheinlich sind wir kurzsichtig – oder werden es eines Tages sein.

Wenn der fixiert-zentrale Stil mit einer hohen Ausdauer kombiniert ist, führt dies zu einem sehintensiven Wahrnehmungsansatz. Menschen mit diesem Sehstil können sich gewöhnlich konzentrieren und lange Zeit lesen, ohne erschöpft zu werden oder sich zu verspannen.

Das Ergebnis dieses doppelt anstrengenden Sehstils ist, daß die Linse die meiste Zeit in einer gewölbten Position bleibt. Dies kann zu einer Trägheit führen, wenn man seinen Blick von nah auf fern verändert, und eine Linseninflexibilität hervorrufen. Ironischerweise ist das langfristige Ergebnis von hoher Ausdauer in bezug auf nahsichtige Aktivitäten eine Augenverspannung und sich verschlechternde Kurzsichtigkeit.

Die hohe Ausdauer und der fixiert-zentrale Sehstil sind sowohl ein Fluch als auch eine Gnade. Trotz der Probleme der Augenverspannung, zunehmender Kurzsichtigkeit und Fokussierungsinflexibilität sind Menschen, die in der Lage sind, sich auf Details zu konzentrieren und nahsichtige Aufgaben zu bewerkstelligen, gut an die Forderungen der Gesellschaft angepaßt. Jahre von komplexer und das Konkurrenzdenken fördernder Schulbildung, das hohe Prestige, das Büroangestellte besitzen, die ganze Berge von Papier bewältigen können, und ein allgemeines soziales Ansehen für den Belesenen machen diesen Sehstil sehr nützlich. Dieser Stil, der unter den Gebildeten am verbreitetsten ist, ist kulturell bedingt. Durch die Verstärkung und Anerkennung, die fixiert-zentrale Menschen erhalten, sind sie sich der schädlichen Wirkungen dieses Sehstils oftmals nicht bewußt, bis er beginnt, ihre Sehschärfe zu beeinträchtigen.

In manchen Fällen ist die fixiert-zentrale Sehweise jedoch mit einer geringen Ausdauer verbunden. Kopfschmerzen, begrenzte Konzentrationsfähigkeit und ein allgemeines visuelles Unwohlsein sind die Folgen. Wenn wir diesen Sehstil haben, sitzen wir wie in einer Falle. Da wir nicht in der Lage sind, unsere Augen in einer allgemeinen und breiten Art und Weise zu benutzen, stecken wir in einem fokussierungsintensiven Stil fest, der diese Probleme verursacht. Wir können das Vergnügen nicht genießen, das uns Lesen bereitet. Die Linse wird ständig angespannt, da sie den Impuls bekommt, sich auf die Nähe zu fokussieren. Die Muskelverspannung und Erschöpfung erschweren es, die Konvergenz aufrechtzuerhalten, was die Linse noch mehr ermüdet. Die Ausdauer wird immer geringer. Kopfschmerzen, ja sogar nervöse Verspannungen können die Folge davon sein.

Bei beiden Arten des fixiert-zentralen Sehstils können Übung, Entwicklung der Fokussierungsflexibilität und visuelle Entspannungs- und Visualisationstechniken die körperliche Verspannung und daraus resultierende Sehprobleme vermindern.

Breit-peripherer Sehstil

Wenn uns visuelle Aufgaben angenehm sind, die einen allgemeinen Überblick erfordern, und wenn wir Sport, Aktivitäten und Beschäftigungen im Freien mögen und die Fähigkeit besitzen, Informationen schnell aufzunehmen, sehen wir wahrscheinlich breit-peripher. Dieser Sehstil ist gewöhnlich mit Weitsichtigkeit oder keinem auffälligen Brechungsfehler verbunden. Zerstreutheit und die mangelnde Fähigkeit, die Linse mühelos zu wölben, sind ebenso ein Merkmal, das bei diesem Sehstil auftauchen kann.

Im allgemeinen betrachten die meisten Kinder die Welt mit diesem Sehstil, bei dem Informationen gesammelt werden. Kinder werden weitsichtig geboren und erfahren ihre Umwelt, indem sie sofort Eindrücke und Informationen aus ihrer Umgebung sammeln. Um diese Informationen zu sammeln, verlassen sie sich jedoch nicht nur auf ihre Augen: ebenso wichtig sind der Tast-, Geruchs-, Geschmackssinn und das Gehör.

Wenn die Kinder größer werden und der Augapfel länger wird, läßt die Weitsichtigkeit nach. Das Lesen und die Entwicklung des Sozialverhaltens erfordern, daß sie ihre Konzentration nach innen lenken. Da junge Menschen ein sehr flexibles Linsensystem besitzen, stört es sie gewöhnlich nicht, daß sie weitsichtig sind oder breit-peripher sehen. Falls sie ihre Augen jedoch nicht angemessen fokussieren können, wenn dies notwendig ist, haben sie möglicherweise in der Schule Schwierigkeiten mit dem Lesen und können mit den allgemeinen sozialen Anforderungen schwer umgehen. Die mangelnde Fähigkeit, folgerichtig zu arbeiten oder mit Details umzugehen, können eine Folge davon sein. Oftmals ist ihr Lernverhalten ziellos und chaotisch.

Erwachsene, die den breit-peripheren Sehstil beibehalten, benutzen ihre Augen möglicherweise dazu, Unmengen von allgemeinen Informationen anzuhäufen und sich vieler Dinge bewußt zu werden, die um sie herum vor sich gehen. Oder sie sind durch ihre Unfähigkeit, den Anforderungen von nahsichtiger Arbeit gerecht zu werden, beeinträchtigt. Wenn jemand einen Beruf hat, der ihn visuell fordert, wird er wahrscheinlich langsam arbeiten, davon abhängig sein, durch Gespräche Informationen zu beziehen, oder seine allgemeine Leistung ist sehr unbeständig. Möglicherweise leidet er unter Verspannungen der Augen und fühlt sich sehr unwohl, wenn er dazu gezwungen ist, längere Arbeiten zu verrichten, die Nahsichtigkeit erfordern.

Bei dem breit-peripheren Sehstil ist die Linse abgeflacht und reagiert oft sehr langsam auf die Forderung, sich zu wölben. Wenn die Arbeit oder das Studium es erfordern, eine Menge nahsichtiger Arbeit zu erledigen, resultieren daraus möglicherweise Augenverspannungen oder allgemeine Erschöpfung. Die Akkommodationsmuskeln können sich verkrampfen und eine Pseudokurzsichtigkeit (vorübergehende Verschwommenheit, wenn wir in die Ferne blicken) hervorrufen, wenn sich die Muskeln in einer Position verkrampfen, wo sie die Linse wölben. Jede Insuffizienz der Konvergenz trägt zu dieser Verspannung bei.

Beide Sehstile haben Vor- und Nachteile. Sie werden zu einem Problem, wenn wir in einem Sehstil stagnieren und ihn nicht mehr verändern können (oder unsere Fokussierung). Wenn dies geschieht, können wir nicht mehr das meiste aus jeder beliebigen Situation herausholen, in der wir uns befinden. Ein Gleichgewicht zwischen intensiver Wahrnehmung und allgemeiner, lockerer Wahrnehmung unterstützt die Sehschärfe und die körperliche und geistige Gesundheit.

Mentale Wirkungen des Sehstils

Ungeachtet der ursprünglichen Ursache unseres Sehstils, wird schließlich die Art und Weise, wie wir unsere Aufmerksamkeit konzentrieren, durch die Art, wie wir unsere Augen fokussieren, beeinflußt und umgekehrt beeinflußt sie wiederum diese. Kein körperlicher Prozeß kann von den Gehirnfunktionen getrennt werden. Auf der fundamentalsten Ebene lösen Nervenimpulse alle Aktionen und Reaktionen aus. Diese Impulse müssen unser Gehirn (oder Reflexsystem) passieren. Wenn wir unseren Augen befehlen, sich zu bewegen, schicken wir diesen Befehl durch das Gehirn. Und wenn wir als eine Folge der Augenbewegungen visuelle Informationen empfangen, verwerten wir das Material, das das niedrige Reflexzentrum des Gehirns und das höhere kognitive Gehirnzentrum empfängt. Das Gedächtnis, die Wahrnehmung und die Bewertung tragen alle zu der Qualität des Bildes bei, das das Gehirn daraus entwickelt. Die Art und Weise, wie wir Bilder benutzen, unsere intellektuelle und emotionelle Reaktion, bilden einen Speicher von visuellen Erinnerungen, die wiederum unsere Reaktion auf zukünftige visuelle Wahrnehmungen färben. Wenn aufgrund der physischen Struktur des Auges Verzerrungen entstehen, verändern sich unsere mentalen Bilder entsprechend. Wenn wir psychologische oder intellektuelle Probleme haben, können dadurch alle Arten von visuellen Fehlwahrnehmungen erzeugt werden.

Es ist ausgesprochen schwierig, all die verborgenen Wirkungen zu enthüllen, die unser Gehirn auf seinen mysteriösen Bewohner, den Verstand, hat. Irgendwo in dieser Masse von chemischen Reaktionen, von Nerven, Zellen und Hormonen, wohnt unser inneres Selbst, zusammen mit unseren Gefühlen, Gedanken und Erinnerungen. Aus unserer täglichen Erfahrung wissen wir jedoch, daß bestimmte geistige Haltungen und intellektuelle Einstellungen oft mit speziellen visuellen Gewohnheiten oder Verhaltensweisen verbunden sind.

Über Jahre hinweg wurden viele Forschungen angestellt, um die psychologischen Charaktermerkmale von Menschen zu entdecken, die kurz- und weitsichtig sind oder unter anderen Sehstörungen leiden. Diese Studien sprechen in Verallgemeinerungen, und ihre Information sollte nicht allzu wörtlich genommen werden. Wenn wir jedoch unseren persönlichen Sehstil bestimmen wollen, können uns diese Theorien als Leitfaden dienen, und wir können unsere eigenen Gewohnheiten an diesen Charakterbeschreibungen messen.

Wenn unser Sehstil fixiert-zentral ist und/oder wenn wir kurzsichtig sind, neigen wir dazu, in unserem Streben nach Information wohlgeordnet und methodisch vorzugehen. Kinder, die diesen Sehstil manifestieren, verbringen viele Stunden alleine mit Lesen. Sie sind im allgemeinen gut organisiert und können eine Aufgabe erfolgreich zu Ende führen, wenn sie sie erst einmal begonnen haben. Als Erwachsene haben sie ein gutes Gedächtnis, sind eifrige Leser und in der Arbeit erfolgreich. Wenn sie übertrieben fixiert-zentral sind, haben sie möglicherweise Schwierigkeiten, separates Informationsmaterial in ein größeres Konzept zu integrieren, um es praktisch anwendbar zu machen.

Ein breit-peripherer Sehstil kann Sorglosigkeit und eine Einstellung zum Lernen und zur Konzentration verursachen, bei der man alles mehr dem Zufall überläßt. Mögliche Folgen davon sind die Verdrehung von Worten, Buchstaben und Zahlen und die Neigung, Zeilen zu überspringen, Seiten zu überfliegen und beim Lesen den Faden zu verlieren. Dieser Sehstil kann die Menge, die wir lesen, begrenzen, unser Interesse am Fernsehen und Radio verstärken und unsere Fähigkeit einschränken, neue, schriftliche Informationen zu erlangen. Erwachsene, die diesen Sehstil an den Tag legen, verfügen über eine rasche Auffassungsgabe, neigen eher zu theoretischem Denken und fühlen sich wohl mit kreativen, originellen Ideen. Sie können jedoch auch von der Unfähigkeit, detaillierte, visuelle Informationen zu Hause und an ihrem Arbeitsplatz zu sammeln und zu verarbeiten, blockiert und frustriert sein.

Wenn wir beginnen, die notwendigen Informationen zu sammeln, um unseren Sehstil zu bestimmen, denken Sie an folgendes: Unser Sehstil ist das Produkt unserer gesamten mentalen und visuellen Fähigkeiten und Anfälligkeiten. Achten Sie auf Hinweise, die Sie aus Ihren Alltagsgewohnheiten und Verhaltensmustern erhalten können.

Wie wir unseren Sehstil bestimmen können

Der nächste Teil dieses Kapitels enthält einige Tests und einen Fragebogen. Jeder Test versetzt uns in eine Situation, wo wir die Art und Weise, wie wir die Welt betrachten, beobachten können und unsere Beobachtungen im Anschluß daran aufzeichnen. Wir finden heraus, wie wir die Welt im großen und ganzen betrachten, wie wir Informationen speichern und uns konzentrieren. Wir werden uns der visuellen Aufgaben bewußt, die wir am liebsten mögen und die uns am meisten entsprechen.

Der Fragebogen ist dazu gedacht, daß wir darüber nachdenken, wie wir unsere Augen in einer Vielzahl von täglichen Aktivitäten benutzen. Darauf folgt ein Fragebogen, den Eltern für die Sehgewohnheiten ihrer Kinder ausfüllen sollen. Beide geben Ihnen einen soliden Eindruck von den verschiedenen Ansätzen, die wir in einem weiten Bereich von visuellen Aufgaben haben.

Wenn wir schließlich am Ende des Kapitels das Auswertungsformular ausgefüllt haben, sind wir bereit, zu den Selbstprüfungstests überzugehen, die die körperlichen Probleme aufdecken, die mit unserem Sehstil verbunden sind. Dies bildet das Fundament, um das Sehtrainingsprogramm auszuwählen, das auf unsere Bedürfnisse zugeschnitten ist.

Tests zum Sehstil

Das Eckenrätsel

Wenn wir ein detailliertes Bild oder eine weiträumige Szene betrachten, treffen wir unbewußt eine Auswahl, was wir bemerken und was wir ignorieren. Wir wenden unseren Blick von einem Fleck zum anderen, abhängig von unseren visuellen Prioritäten und der Methode, wie wir unsere Weltsicht erzeugen. Einige Menschen nehmen das ganze Bild auf, wobei sie die allgemeinen Formen und seinen Inhalt aufnehmen. Andere nehmen Details wahr. Wir können direkt und gerade auf das Bild schauen oder unseren Blick von einer Seite zur anderen schweifen lassen. Wir können unseren Blick zufällig von einem Objekt auf das nächste lenken oder in einer geordneten Reihenfolge von links nach rechts oder von nah nach fern vorgehen. Dieser Test verhilft uns dazu, uns der automatischen Auswahl, die wir treffen, bewußt zu werden.

Dieser Test sollte unter Verwendung verschiedener, komplexer Grafiken, Karten und Bildern aller Arten wiederholt werden. Um Ihren wahren Sehstil zu bestimmen, müssen Sie in Erwägung ziehen, wie Sie die Bewertungsfragen für Ihr alltägliches Sehen beurteilen würden, nicht nur, wenn Sie wissen, daß Ihr Sehstil getestet wird.

Teil 1

Testen Sie Ihre Beobachtungsgabe anhand des dafür gedachten Bildes. Wenn Sie mit dem ersten Teil dieses Tests vertraut sind, gehen Sie zu Teil 2 über.

Requisiten:
Detailzeichnung auf Seite 88 (Abbildung 14).

Brille:
Setzen Sie Ihre Brille bei dieser Übung nur auf, wenn dies absolut notwendig ist, um das Bild richtig sehen zu können.

Kinder:
Gleiche Vorgehensweise wie Erwachsene.

Vorgehensweise

1. Schlagen Sie Seite 88 auf. Blicken Sie auf die Szene, und zählen Sie bis drei. Schließen Sie die Augen, und bedecken Sie das Bild.

2. Beantworten Sie folgende Fragen:

    Beschreiben Sie die Szene allgemein: _____
    _____
    _____
    _____
    Wie viele Menschen kommen in dem Bild vor? __
    Wie viele Autos? _____ Gebäude? _____
    Gedruckte Zeichen? _____
    Wie viele Autofahrer sind Ihnen am nächsten? __
    Ist das Gebäude aus Ziegelsteinen, Holz, Beton?
    _____
    Konnten Sie auf der Kleidung von einer Person ein Muster erkennen? _____ Welches? _____
    Konnten Sie irgendwelche Schilder lesen? _____
    Was stand darauf? _____

Haben Sie etwas Ungewöhnliches in dem Bild bemerkt? _____

Haben Sie als erstes die Straße bemerkt? _____

Das Gebäude? _____

Die Menschen? _____

3. Schlagen Sie das Bild noch einmal auf, und betrachten Sie es, wobei Sie bis sechs zählen.

4. Beantworten Sie folgende Fragen:

Welche neuen Teile des Bildes haben Sie gesehen? _____
_____
_____

Was zog Ihren Blick dieses Mal auf sich? _____

Haben Sie irgend etwas Ungewöhnliches in dem Bild gesehen? _____

Wie viele Menschen kommen in dem Bild vor? __

Autos? _____ Gebäude? _____

Gedruckte Schilder? _____

Was steht darauf? _____

Kommen in dem Bild Bäume vor? _____

Sieht man die Sonne? _____ Den Mond? _____ Oder den Himmel? _____

Gibt es irgendwelche ungewöhnlichen Dinge, die an den Gebäuden angebracht sind? _____

Schreiben Sie wahllos alle Objekte auf, die Sie bemerkt haben: _____
_____

5. Schlagen Sie noch einmal die Seite mit dem Bild auf, und zählen Sie bis zehn.

6. Was haben Sie jetzt gesehen, was Sie vorher übersehen haben? _____

7. Welche Schilder haben Sie gelesen? _____
_____

8. Haben Sie den Fernseher gesehen? _____
Den Schirm? _____ Den Einstiegsschacht?
_____ Den Polizisten? _____ Das
Schwein? _____ Das weiße Auto? _____

9. Haben Sie den Mann mit dem Hund gesehen?
_____ Den Mann ohne Arme? _____
Den Fisch? _____ Die Zahnbürste? _____

10. Haben Sie den Mann bemerkt, der hinten im
Auto sitzt? _____
Haben Sie bemerkt, daß der Polizist seine Jacke
verkehrt anhat? _____
Haben Sie die falsch geschriebenen Bilder be-
merkt? _____

11. Schreiben Sie wahllos alle Objekte auf, die Sie
bemerkt haben: _____
_____
_____
_____
_____
_____

Auswertung

1. Haben Sie bei der ersten Betrachtung allgemeine
Formen, Umrisse und Strukturen bemerkt?
_____

2. Haben Sie ein paar Objekte detailliert wahrgenommen? _____

3. Haben Sie die größeren Objekte betrachtet oder
die kleineren? _____

4. Haben Sie Schilder gelesen? _____

5. Haben Sie irgendwelche der ungewöhnlichen
Teile des Bildes wahrgenommen? _____

1. Haben Sie bei der zweiten Betrachtung Ihren Sehstil verändert? _____ Sind Sie von einer allgemeinen Betrachtungsweise zu den Einzelheiten übergegangen? _____ Oder von den Einzelheiten zum allgemeinen? _____

2. Haben Sie mehr Details wahrgenommen? _____ Wenig? _____ Etwas? _____ Eine Menge? _____

3. Haben Sie die meisten Schilder gesehen? _____

4. Die meisten Personen? _____ Autos? _____ Tiere? _____

5. Haben Sie irgendwelche (oder mehr) ungewöhnliche Teile des Bildes wahrgenommen? _____ Welche waren das? _____
_____

1. Hatten Sie bei der dritten Betrachtung das Gefühl, daß Sie das ganze Bild gesehen haben? _____ Hätten Sie gerne noch mehr Zeit gehabt, um es zu studieren? _____

2. Auf was haben Sie sich konzentriert? _____ Haben Sie bestimmte Bereiche des Bildes studiert? _____ Haben Sie versucht, einen allgemeinen, breiten Überblick zu erhalten? _____

3. Sind Sie immer noch neugierig auf das Bild? _____ Oder langweilt es Sie? _____

Anmerkung: Während der drei Sekunden langen Betrachtung und der sechs Sekunden langen Betrachtung ist die wünschenswerteste und ausgewogenste Reaktion auf diesen Test, wenn man das Grundthema und den allgemeinen Inhalt des Bildes registriert

Was stimmt auf dieser Zeichnung nicht?

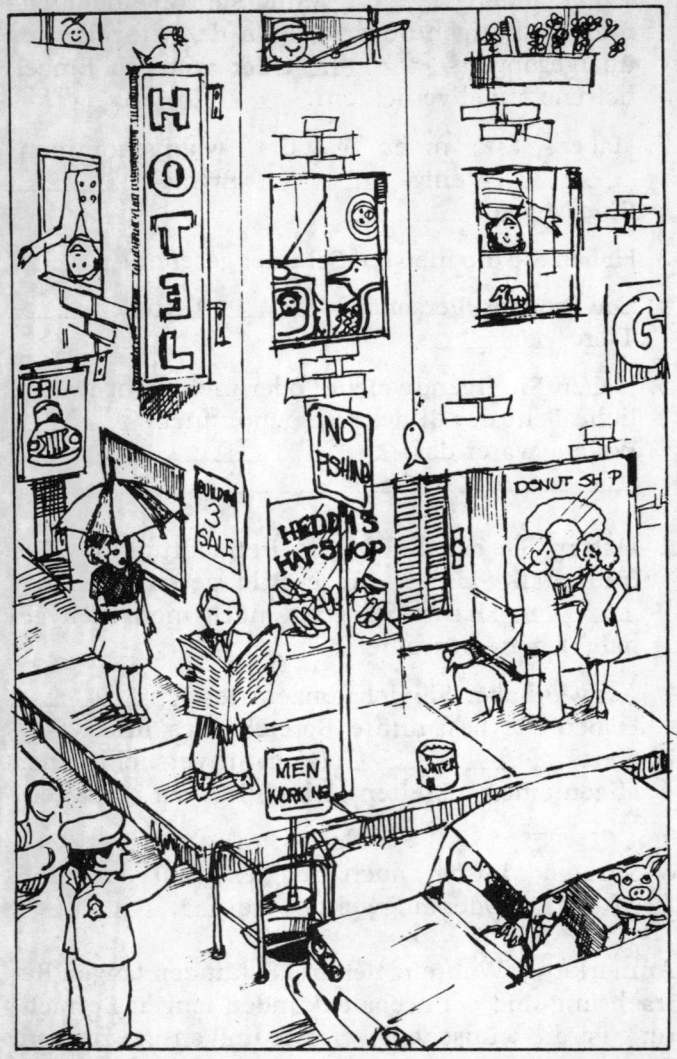

Abbildung 14

hat, während man einige spezielle Details bemerkt. Übertrieben fixiert-zentrale Betrachter haben möglicherweise einige Schwierigkeiten damit, das allgemeine Thema des Bildes zu erfassen, aber sie erkennen Details. Der vorrangig peripher-sichtige Mensch nimmt nur wenige Details auf oder er hat Schwierigkeiten, sich an sie zu erinnern.

Teil 2

Wenn wir diesen Bildtest gemacht haben, ist es Zeit, diese Übung im Freien zu versuchen.

Requisiten:
Keine.

Brille:
Setzen Sie Ihre Brille auf, wenn dies notwendig ist, um eine relativ klare Fernsicht zu haben.

Kinder:
Vorgehensweise wie Erwachsene.

Vorgehensweise

1. Wählen Sie eine Straßenecke oder einen Platz aus, mit dem Sie nicht vollkommen vertraut sind.

2. Nähern Sie sich der Straßenecke. Halten Sie an, bevor Sie das letzte Gebäude auf der rechten Seite passiert haben. Sie sollten nicht um die Straßenecke sehen können.

3. Atmen Sie tief ein. Klären Sie Ihren Geist.

4. Gehen Sie zu der Straßenecke, und drehen Sie sich scharf nach rechts. Schauen Sie nun das erste Mal die Straße hinunter.

5. Bleiben Sie stehen.

6. Was haben Sie als erstes gesehen? _____
    _____

7. In welcher Position befand sich Ihr Kopf? Geradeaus, wandten Sie ihn von einer Seite zur anderen, war er nach oben oder nach unten gebeugt?
    _____

8. Wie hat sich Ihr Blick verändert? _____
    Was waren die nächsten drei Objekte, die Sie gesehen haben? _____
    _____

9. Verwenden Sie soviel Zeit, wie Sie wollen, darauf, sich umzusehen. Lassen Sie Ihren Blick ganz natürlich umherschweifen. Zwingen Sie sich nicht, Dinge wahrzunehmen. Seien Sie sich bewußt, was um Sie herum vorgeht, aber ganz natürlich und langsam.

10. Wenn Sie mit der Wahrnehmung der Szene zufrieden sind, schreiben Sie Ihre Bewertung auf.

Auswertung

1. Beschreiben Sie das erste Objekt oder den allgemeinen Eindruck, den Sie bemerkt haben: _____
    _____

2. Was war direkt vor Ihnen? _____
    In der Ferne? _____
    Zu Ihrer Linken oder Rechten? _____
    Über Augenhöhe? _____

3. War es groß oder klein? _____
    Hat es sich bewegt oder stand es? _____
    War es farbig oder gedruckt? _____

4. Beschreiben Sie die nächsten drei Objekte oder Formen, die Sie bemerkt haben:
Wo befanden sie sich? _____
_____
_____
Haben Sie diese Objekte genau studiert? _____
_____
Kamen sie auf Sie zu und bewegten sie sich?
_____

5. Haben Sie Schilder oder Gedrucktes gelesen?
_____

6. Beschreiben Sie das Aussehen einer Person oder eines Gebäudes so detailliert wie möglich: _____
_____

7. Was ging zu Ihrer Linken vor? _____
Und zu Ihrer Rechten? _____
Über Ihnen? _____
Am Horizont? _____
Direkt vor Ihnen? _____

8. Welches war das entfernteste Objekt, das Sie bemerkt haben? _____
Was war das größte Objekt? _____

9. Wie lang haben Sie dazu gebraucht, diese Szene zu betrachten? _____

10. Waren Sie ungeduldig? _____
Haben Sie Ihren Kopf bewegt, um Ihren Blick auf die Objekte zu konzentrieren, die Sie betrachtet haben? _____

Anmerkung: Menschen, die es vorziehen, bewegliche Objekte, große Objekte, Farbe und allgemeine Aktivität zu betrachten, haben einen defensiven Sehstil. Dieser ist im allgemeinen mit einer breit-

Finden Sie die in der Zeichnung versteckten Tiere

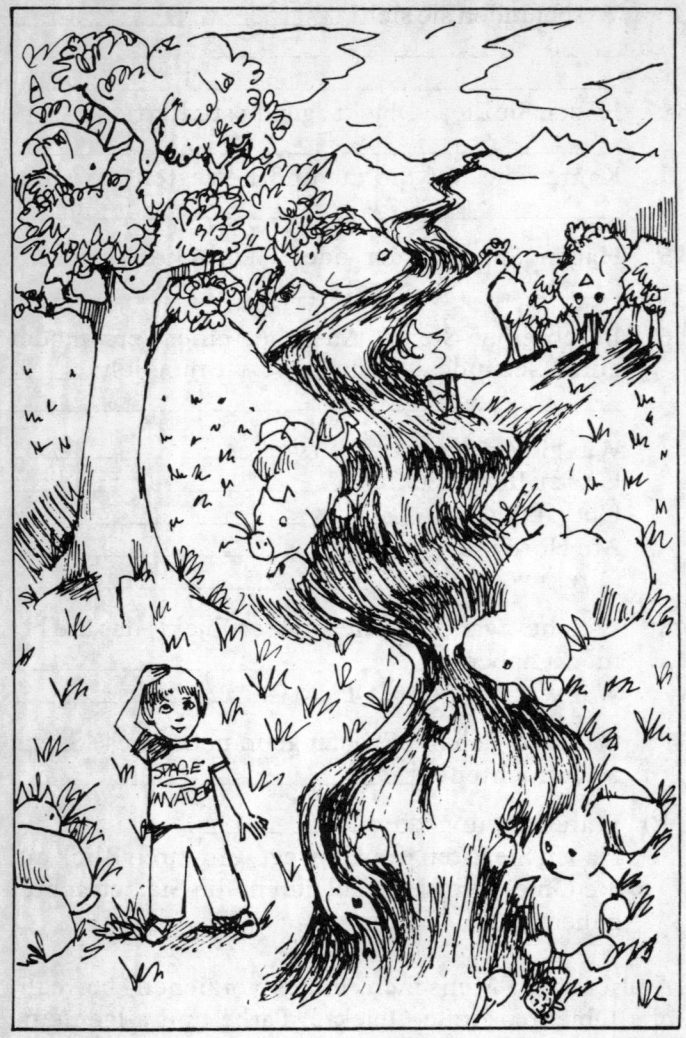

Abbildung 15

peripheren Sicht verbunden. Diejenigen, die Details und Gedrucktes studieren, haben einen offensiven Sehstil. Dieser ist im allgemeinen mit einer fixiert-zentralen Sicht verbunden.

Allgemein, würden Sie sagen, daß Sie einen fixiert-zentralen oder einen breit-peripheren Ansatz gezeigt haben?

Anmerkung: Wiederholen Sie diesen Test von Zeit zu Zeit, wobei Sie die Umgebungen und Bedingungen ändern sollten.

Konzentrationsfragen

In dem nachfolgenden Bild sind über zwölf Tiere versteckt (Abbildung 15: Finden Sie die versteckten Tiere). Wie viele können Sie ausmachen? Verwenden Sie so viel oder so wenig Zeit darauf, wie Sie wollen. Jeder von uns hat einen verschieden hohen Grad von Geduld und Konzentration. Befremdet Sie diese Aufgabe? Finden wir es heraus.

Requisiten:
Das Bild auf Seite 92.

Brille:
Setzen Sie Ihre Brille auf.

Kinder:
Gleiches Vorgehen wie bei Erwachsenen.

Vorgehensweise

1. Stellen Sie fest, zu welcher Uhrzeit Sie beginnen.

2. Schreiben Sie den Namen jedes Tieres, das Sie erkennen, auf ein Blatt Papier.

3. Nehmen Sie sich so viel Zeit, wie Sie wollen. Wenn Sie aufhören, stellen Sie wieder die Uhrzeit fest.

Auswertung

1. Haben Sie sich einen ruhigen Ort gesucht, um diesen Test zu machen? _____
   Haben Sie sich wohl gefühlt? _____
   War das Licht gut? _____
   Haben Sie das Bild auf eine flache Oberfläche gelegt oder das Buch in der Hand gehalten? _____
   Wie nahe sind Sie mit den Augen an das Bild herangerückt? _____

2. Wieviel Zeit haben Sie darauf verwendet? _____

3. Hat Ihnen der Test Spaß gemacht? _____

4. Haben Sie geschielt, während Sie die versteckten Tiere gesucht haben? _____

5. Hatten Sie das Gefühl, daß Sie sich beim Sehen angestrengt haben? _____

6. Haben Sie das Bild methodisch studiert, indem Sie sich der Reihe nach auf jeden einzelnen Bereich konzentriert haben oder in einer Linie von oben nach unten oder rechts nach links vorgegangen sind? _____

7. Beurteilen Sie sich selbst: Ich bin an diesen Test herangegangen mit:
   hoher Konzentration _____
   hoher Ausdauer _____
   niedriger Konzentration _____
   langsam, aber beständig _____
   schnell, aber mit gutem Erfolg _____
   schnell und unaufmerksam _____

Anmerkung: Allgemein gesprochen, wenn Sie eine fixiert-zentrale Sehweise haben, werden Sie:

- das Bild eingehend und lange Zeit studiert haben
- das Bild der Reihe nach überblickt haben
- mentale Visualisationen von den wahrgenommenen Objekten entwickelt haben
- einen hohen Prozentsatz von Details gesehen und im Gedächtnis behalten haben
- das Bild weiterhin betrachtet haben, bis Sie alles erfaßt hatten
- Spaß an dem Test gehabt haben

Wenn Sie eine breit-periphere Sehweise haben, werden Sie:

- das Bild nur kurz betrachtet haben
- das Bild zufällig und aufs Geratewohl betrachtet haben, wobei Sie Ihren Blick von einem Bereich auf den anderen gelenkt haben
- Teile des Bildes übersehen haben
- ungeduldig geworden sein, diesen Teil des Tests machen zu müssen, und den Wunsch entwickelt haben, weiterzumachen
- eine Ermüdung und Verspannung der Augen verspürt haben
- Schwierigkeiten gehabt haben, den Test ernst zu nehmen, und das Gefühl gehabt haben, daß es nur ein Spiel ist

Allgemein gesprochen, würden Sie sagen, daß Ihr Ansatz fixiert-zentral oder breit-peripher war? _____

Beurteilung des Gedächtnisses

Dieser Test enthüllt Ihre Fähigkeit, visuelle Informationen aufzunehmen und zu speichern. Nachdem wir eine Reihe von Bildern studiert haben, ver-

suchen wir, uns an sie zu erinnern und niederzu-
schreiben, was wir gesehen haben. Wenn wir einen
entspannten Sehstil haben, sind wir in der Lage,
einen schnellen Überblick über die Information zu
erhalten. Ein detail-orientierter Stil jedoch erleich-
tert die geordnete Verarbeitung der Information.
Wenn wir entweder übertrieben fixiert oder zu peripher sehen, haben wir Schwierigkeiten, die gesamte
Information zu sammeln. Wenn wir das Gefühl
haben, daß wir weniger im Gedächtnis behalten
können, als wir möchten, können wir unsere Augen
und unseren Geist trainieren, in einer gut konzentrierten Art und Weise zu funktionieren, um Informationen zu sammeln. Um diese Aufgabe zu bewältigen, gibt es nicht nur einen einzigen richtigen
Weg.

Möglicherweise wollen wir jedoch unseren Ansatz verändern, wenn unser augenblickliches
Gedächtnis uns davon abhält, Wahrnehmungsauf-
gaben so zu bewerkstelligen, wie wir dies eigentlich
wollen oder müssen.

Requisiten:
Gedächtnistest auf Seite 101.

Brille:
Tragen Sie bei dieser Übung Ihre Brille.

Kinder:
Gleiches Vorgehen wie bei Erwachsenen.

Vorgehensweise

1. Legen Sie den Test auf eine ordentliche, flache
   Oberfläche.

2. Studieren Sie die Seite zwei Minuten lang.

3. Schließen Sie das Buch.

4. Schreiben Sie die Reihenfolge der Bilder auf, wie sie abgebildet sind, so gut, wie Sie sich daran erinnern können.

Liste A	Liste B	Liste C
_____	_____	_____
_____	_____	_____
_____	_____	_____
_____	_____	_____
_____	_____	_____
_____	_____	_____

Auswertung

1. Waren Sie in der Lage, zumindest einen Teil jeder Liste zu rekonstruieren? _____

2. Konnten Sie sich an die Bilder erinnern, aber nicht an die Reihenfolge, in der sie abgebildet sind? _____

3. Haben Sie bei der Betrachtung der Listen Spannung oder Druck empfunden? _____

4. Wie sind Sie an die Aufgabe herangegangen, die Bilder im Gedächtnis zu behalten? _____
Haben Sie die Namen ausgesprochen oder innerlich den Namen des jeweiligen Bildes verbalisiert, während Sie es betrachtet haben? _____
Haben Sie die Form, Größe und die Darstellungsweise der einzelnen Bilder beim Betrachten visualisiert? _____
Haben Sie immer nur eine Tabelle von oben nach unten betrachtet? _____
Haben Sie die ganze Seite kurz betrachtet und sind dann jede Reihe verschiedene Male durchgegangen? _____

Haben Sie Ihre Augen geschlossen, um verschiedene Bilder auf einmal zu visualisieren? _____

5. Als die Zeit um war, hatten Sie das Gefühl, daß Sie zu wenig Zeit hatten, um die Abbildungen zu studieren? _____
Genügend Zeit? _____
Zu viel Zeit? _____

6. Wie haben Sie die obenstehenden Listen ausgefüllt?
Aufs Geratewohl, indem Sie sich gleichzeitig Bilder aus jeder Liste ins Gedächtnis gerufen haben, indem Sie von einer Reihe zur anderen gesprungen sind? _____
Indem Sie in jeder Reihe von oben nach unten gesprungen sind? _____

7. Wie viele Bilder konnten Sie sowohl vom Bild her als auch von dessen Plazierung richtig identifizieren? Bei wie vielen Bildern konnten Sie sich nur an das Bild erinnern? _____

8. Waren Sie von den anderen Bildern abgelenkt oder von Aktivitäten, die nichts mit dem Buch zu tun haben? _____

Diejenigen, die einen fixiert-zentralen Sehstil haben, werden diesen Test wahrscheinlich gemacht haben, indem sie:
■ sich auf die Visualisation verlassen haben, um sich an die Bilder zu erinnern
■ der Reihe nach vorgegangen sind
■ einen hohen Prozentsatz der Bilder, meist der Reihe ihrer Plazierung nach, im Gedächtnis behalten haben
■ Spaß an der Übung hatten

Diejenigen, die einen breit-peripheren Sehstil haben, werden diesen Test wahrscheinlich gemacht haben, indem sie:

- sich sehr stark auf ihr verbales Erinnerungsvermögen verlassen haben
- sich ungeordnet an Bilder erinnern
- die Bilder verändert und den Inhalt vertauscht haben
- frustriert oder erschöpft wurden
- die Seite noch einmal betrachten wollten
- ungeduldig oder nervös wurden
- sich während des Tests ablenken ließen

Versteckspiel

Wie wir bereits wissen, wird unser Sehstil teilweise durch die körperlichen Reaktionen unserer Augen kontrolliert. Die Leichtigkeit, mit der wir unseren Blick auf nahe oder entfernte Objekte konzentrieren und fixieren können, beeinflußt unsere Weltsicht sehr stark. Diese Übung bietet uns eine einfache Möglichkeit, uns des Unterschieds zwischen unserer Nah- und Fernsicht bewußt zu werden. Achten Sie bei diesem Test darauf, wie sich Ihre Augen fühlen, wieviel Zeit sie brauchen, um zu refokussieren, und wie sie sich bewegen, wenn sie ihren Blick von der Nähe auf die Ferne lenken.

Requisiten:
Ein Fenster mit Querbalken. (Wenn nötig, verwenden Sie Klebeband, um Querbalken vorzutäuschen.)

Brille:
Setzen Sie Ihre Brille nur auf, wenn dies notwendig ist, um eine klare Sicht zu erlangen.

Kinder:
Gleiche Vorgehensweise wie Erwachsene.

Vorgehensweise Teil 1

1. Setzen Sie sich ungefähr 30 Zentimeter vor das Fenster mit den Querbalken, die die Glasscheibe unterteilen.

2. Konzentrieren Sie sich auf einen Querbalken (entweder vertikal oder horizontal), der direkt in Ihrer Sichtlinie liegt. Neigen Sie Ihren Kopf nicht, oder bewegen Sie Ihre Augen nicht aus einer geradlinigen Position.

3. Wenden Sie Ihren Blick plötzlich von dem Querbalken ab und lenken ihn auf ein entferntes Objekt vor dem Fenster, direkt hinter dem Querbalken. Bewegen Sie dabei Ihren Kopf nicht.

4. Haben Sie das Gefühl, daß Ihre Augen die Konzentration lösen und divergieren? _____

5. Blicken Sie weiterhin auf das entfernte Objekt, und zählen Sie bis zehn. Dann lenken Sie Ihren Blick wieder auf den Querbalken. Haben Sie das Gefühl, daß sich Ihre Augen nun nach innen wenden und die Fokussierungsintensität erhöhen?

_____

6. Halten Sie Ihren Blick auf den Querbalken gerichtet, und zählen Sie bis zehn.

7. Wiederholen Sie die Veränderung der Blickrichtung von nah auf fern zehnmal.

Vorgehensweise Teil 2

1. Wenn Sie mit der Blickveränderung vertraut sind und sich bewußt sind, wie sich Ihre Augen fühlen, wenn sie von fern auf nah wechseln, sind Sie für den zweiten Teil dieser Übung bereit.

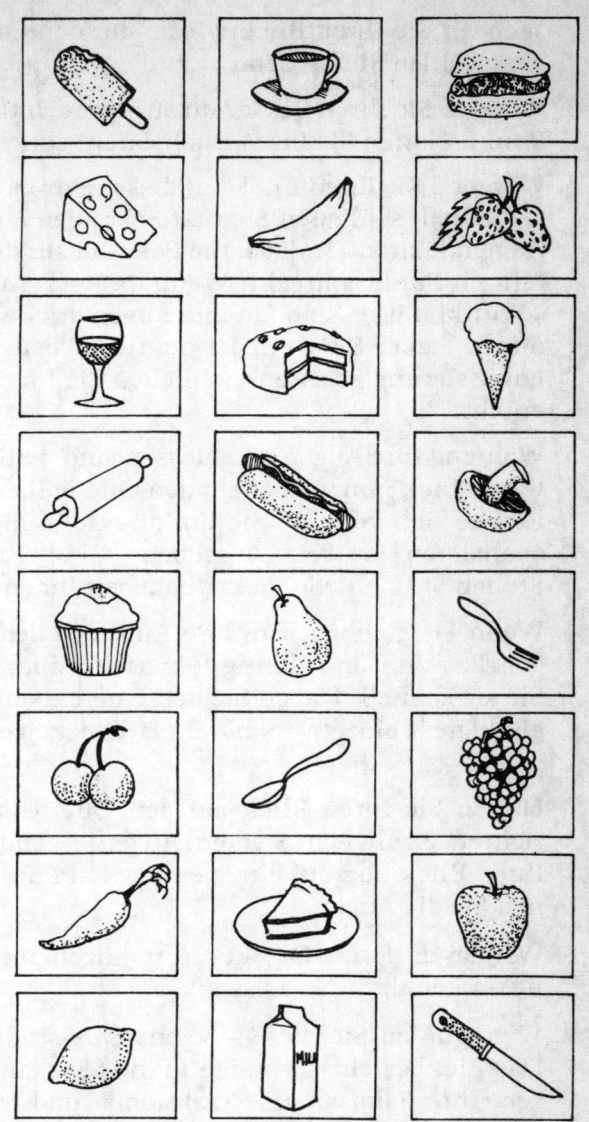

Abbildung 16

2. Wenden Sie Ihren Blick wieder auf den Querbalken. Zählen Sie bis zehn.

3. Wenden Sie Ihren Blick nun auf einen entfernten Punkt. Halten Sie Ihren Blick darauf gerichtet.

4. Während Sie Ihren Blick auf diesen Punkt gerichtet halten, schließen Sie fünf Sekunden lang Ihre Augen. Halten Sie dabei die Position auf den entfernten Punkt aufrecht. Wenn das entfernte Ziel sofort klar ist, wenn Sie Ihre Augen das erste Mal öffnen, haben Sie sie in der richtigen Position und Fokussierung gelassen. Schließen Sie Ihre Augen erneut.

5. Während Ihre Augen geschlossen sind, lenken Sie Ihren Blick nun wieder auf den Querbalken. Stellen Sie sich vor, daß Sie ihn direkt ansehen. Visualisieren Sie sein Aussehen, seine Struktur. Stellen Sie sich vor, daß er nahe vor Ihnen ist.

6. Wenn Sie glauben, daß Ihre Augen in der richtigen Position und richtig fokussiert sind, öffnen Sie sie schnell. Haben Sie den Querbalken sofort als klares, einzeln fokussiertes Objekt gesehen?

_____

7. Halten Sie Ihren Blick auf den Querbalken gerichtet. Schließen Sie die Augen. Wenden Sie Ihren Blick nun auf einen entfernten Punkt. Öffnen Sie die Augen.

8. War das entfernte Objekt sofort einzeln und deutlich erkennbar? _____

9. Wiederholen Sie diese Vorgehensweise dreimal. Das Ziel besteht darin, Sie in die Lage zu versetzen, Ihre Fokussierungsreaktionen und Muskelfunktionen mit geschlossenen Augen zu kontrollieren, so daß Ihr Sehstil flexibler wird.

102

Auswertung

1. War Ihre Fokussierungsreaktion langsam, als Sie von fern auf nah wechselten? Von nah auf fern? _____

2. Waren Sie in der Lage, die Konzentration auf den entfernten Punkt mit geschlossenen Augen aufrechtzuerhalten? _____
   Auf den naheliegenden Punkt? _____

3. Konnten Sie Ihre Fokussierung von nah auf fern mit geschlossenen Augen verändern? _____
   Von fern auf nah? _____

4. Fühlten Sie sich bei irgendeinem Teil dieser Übung unwohl oder verspannt? _____

Anmerkung: Menschen mit fixiert-zentraler Sehweise fällt es wahrscheinlich leichter, die nahe Fokussierung mit geschlossenen Augen aufrechtzuerhalten und ihre Fokussierung von fern auf nah zu verändern. Diejenigen, die breit-peripher sehen, stellen wahrscheinlich fest, daß sie die weite Fokussierung aufrechterhalten und ihre Fokussierung von nah auf fern leichter verändern können.

Fragebogen für Erwachsene – Sehstil in Alltagssituationen

Lesen Sie diesen Fragebogen durch. Verwenden Sie einige Tage darauf, zu beobachten, wie Sie Ihre Augen in den verschiedenen Situationen, die unten beschrieben sind, benutzen. Beobachten Sie sich. Fragen Sie sich: Wann, wie, wo und in welcher Weise bewerkstellige ich diese Aufgaben? Setzen Sie sich dann hin, und schreiben Sie Ihre Antworten auf die Fragen auf. Denken Sie daran, Sie sind an einem Gesamteindruck Ihres allgemeinen Sehstils interessiert. Es gibt immer Ausnahmen oder Abweichungen von der Art und Weise, wie wir unsere visuellen Aufgaben erledigen. Die Umstände, Müdigkeit, der allgemeine geistige Horizont können unseren Sehstil – vorübergehend – verändern. Halten Sie Ihre Antworten allgemein. Denken Sie darüber nach, was Sie die meiste Zeit tun. Suchen Sie nach Ihren Neigungen und Verhaltensmustern.

Lesegewohnheiten

Wie viele Stunden am Tag verbringen Sie mit Lesen? _____

Im Büro? _____

Zu Hause? _____

Arbeitsbezogen? _____

Zum Vergnügen oder zur Unterhaltung? _____

Lesen Sie Zeitungen, Illustrierte, Romane, Sachbücher? _____

Lesen Sie Karten, Tabellen, Briefe, Berichte und/oder Memos? _____

In welcher Umgebung lesen Sie? _____

Welche Beleuchtung haben Sie in Ihrem Büro? _____
_____

Sind Ihr Stuhl und Ihr Schreibtisch bequem? _____

Lesen Sie zu Hause bei gutem Licht? _____

Legen Sie sich beim Lesen hin? _____

Setzen Sie sich in einen bequemen Stuhl? _____

Lesen Sie, während Sie fernsehen? _____

Im allgemeinen, würden Sie sagen, daß Sie Spaß am Lesen haben? _____

Lesen Sie schnell? _____

Lesen Sie langsam? _____

Sprunghaft? _____

Lesen Sie jedes einzelne Wort? _____

Überfliegen Sie die Zeilen? _____

Überspringen Sie Seiten oder Absätze? _____

Müssen Sie in der Stimmung sein, um zu lesen? _____

Werden Sie unruhig, wenn Sie lesen? _____

Nervös? _____

Hungrig? _____

Müde? _____

Können Sie ununterbrochen eine Stunde oder länger lesen? _____

Wie lange glauben Sie, ununterbrochen lesen und sich dabei wohl fühlen und gut konzentrieren zu können? _____

Wenn Sie lesen, unterbrechen Sie Ihre Lektüre, um unbekannte Wörter nachzuschlagen? _____

Oder überspringen Sie sie ganz einfach? _____

Wenn Sie nicht verstehen, was Sie gelesen haben, lesen Sie es immer wieder durch? _____

Lesen Sie aggressiv, wobei Sie zwanghaft alles lesen, was Ihnen in die Finger kommt, wenn Sie herumsitzen und warten oder wenn es eine Unterbrechung in Ihren äußeren Aktivitäten gibt? _____

Verlieren Sie oft die Zeile, wenn Sie lesen? _____

Verdrehen Sie Wörter? _____

Lesen Sie Wörter falsch? _____

Wenn Sie arbeitsbezogenes Material lesen, ist Ihre Merkfähigkeit hoch? _____

Mittelmäßig? _____

Gering? _____

Wenn Sie zum Vergnügen oder zur Unterhaltung lesen, ist Ihre Merkfähigkeit hoch? _____

Mittelmäßig? _____

Niedrig? _____

Behalten Sie von dem, was Sie gelesen haben, ein visuelles Bild im Gedächtnis? _____

Können Sie für lange Zeit mühelos lesen? _____

Können Sie für kurze Zeit mühelos lesen? _____

Haben Sie häufig Konzentrationslücken? _____

Unterbrechen Sie Geräusche, Gespräche und visuelle Ablenkungen? _____

Bekommen Sie Kopfschmerzen oder Augenverspannungen, wenn Sie lesen? _____

Wie lange lesen Sie, bevor dies geschieht? _____

Stellen Sie manchmal fest, daß Sie Absätze lesen, ohne zu wissen, was Sie gelesen haben? _____

Haben Sie schon einmal mehr gelesen als jetzt? _____

Glauben Sie, daß eine Beziehung zwischen einer abnehmenden Sehfähigkeit und der Tatsache besteht, daß man weniger Zeit mit Lesen zubringt? _____

Würden Sie sich gerne länger konzentrieren und längere Zeit lesen können? _____

Anmerkung: Im allgemeinen zeigen fixiert-zentralsichtige Menschen folgende Charaktermerkmale:

- Sie bevorzugen nahe visuelle Aufgaben
- Sie lesen viele Stunden lang
- Sie können überall und jederzeit mit minimaler Ablenkung lesen
- Sie lesen gerne
- Sie finden Lesen entspannend
- Sie haben eine schnelle Lesegeschwindigkeit, eine gute Konzentration und ein gutes Gedächtnis. Sie lesen mühelos
- Sie behalten die gelesenen Passagen gut im Gedächtnis
- Sie können fast bewegungslos lange Zeit sitzen und lesen

Allgemein zeigen breit-peripher-sichtige Menschen folgende Charakterzüge:

■ Sie bevorzugen entfernte visuelle Aufgaben
■ Sie lesen eher, wenn dies erforderlich ist, nicht so sehr zu ihrem Vergnügen
■ Sie werden unruhig und haben Konzentrationslücken
■ Sie lesen weniger als fixiert-zentrale Menschen
■ Sie finden, längeres Lesen ist nicht entspannend und verursacht Nervosität und Spannung
■ Sie lesen mit unterschiedlicher Geschwindigkeit, abhängig von ihrer Konzentration; die Merkfähigkeit ist nicht gleichmäßig hoch
■ Sie überfliegen oft Artikel und lesen wahllos Absätze, schlagen vor bis zum Ende des Kapitels, um zu sehen, was geschieht, sie sind allgemein ungeduldig

Fahrgewohnheiten

Sind Sie beim Autofahren entspannt? _____
Fahren Sie gerne Auto? _____
Achten Sie darauf, wie sich der Verkehr vor Ihnen bewegt? _____
Richten Sie Ihre Aufmerksamkeit auf Autobahnschilder, wenn Sie nur kaum zu erkennen sind? _____
Schauen Sie häufig in den Rückspiegel? _____
Richten Sie Ihre Aufmerksamkeit auf das, was rechts und links vor sich geht? _____
Haben Sie Schwierigkeiten, Ihren Blick von weit auf nah oder von nah auf weit zu lenken? _____
Verspannen Sie sich, wenn Autos auf Sie zukommen? _____
Sind Sie manchmal ›überrascht‹, wenn plötzlich Verkehr in Ihr Sichtfeld kommt? _____

Ermüden Autobahnfahrten Ihre Augen? _____
Ermüden Sie, wenn Sie nachts fahren? _____
Haben Sie Schwierigkeiten, Ihre Augen an das Licht in der Dämmerung anzupassen? _____
Haben Sie Schwierigkeiten, wenn Ihnen Autos bei Dämmerung entgegenkommen? _____

Anmerkung: Autofahren ist eine Fähigkeit, die auf dem Gebrauch sowohl der fixiert-zentralen als auch der breit-peripheren Sichtweise beruht. Diejenigen, die vorwiegend fixiert-zentral-sichtig sind, sind wahrscheinlich der Meinung, daß

- nachts zu fahren, ermüdend ist
- sie im allgemeinen ihre Aufmerksamkeit auf Verkehrszeichen lenken, wenn diese noch kaum zu sehen sind; sie sich manchmal viel zu lange bemühen, ein Zeichen klar zu erkennen, das zu weit weg ist
- sie dazu neigen, nach vorne gelehnt zu sitzen und starr geradeaus zu blicken
- sie Schwierigkeiten haben, bei Dämmerung oder Nacht zu fahren
- sie oft von entgegenkommendem Verkehr überrascht werden
- sie Verkehr auf der rechten oder linken Seite nicht immer automatisch berücksichtigen

Diejenigen, die vorwiegend breit-peripher-sichtig sind, sind wahrscheinlich der Meinung, daß

- es ihnen nichts ausmacht, nachts oder bei Dämmerung zu fahren
- es ihnen Spaß macht, den Verkehrsverlauf weit vor ihnen abzuschätzen
- sie auf langen Fahrten sehr ausdauernd sind
- sie schnelle Reaktionen auf eintretende Situationen zeigen (Fußgänger, Lichter etc.)

108

- sie Zeichen übersehen oder versuchen, sie erst dann zu lesen, wenn sie ziemlich nahe sind
- sie sich häufig zurücklehnen und das Panorama betrachten

Fernsehgewohnheiten

Wie viele Stunden am Tag schauen Sie fern?
_____

Bei welcher Beleuchtung sehen Sie fern? _____
Wie groß ist Ihr Bildschirm? _____
Wie nahe sitzen Sie vor dem Bildschirm? _____
Starren Sie intensiv auf den Bildschirm? _____
Lesen Sie, schauen Sie herum oder führen Sie Gespräche, während Sie fernsehen? _____
Verlassen Sie sich oft mehr auf das, was im Fernsehen gesprochen wird, als auf das, was Sie sehen?
_____

Können Sie sich an die Handlung und die Schauspieler in den Sendungen erinnern, die Sie sehen?
_____

Anmerkung: Wenn man fernsieht, sind folgende Entfernungen vom Bildschirm am besten:
Bildschirmgröße von 53 Zentimeter und größer – setzen Sie sich in einer Entfernung von 3,60 Meter oder mehr vor den Bildschirm
Bildschirmgröße von 48 Zentimeter bis 50 Zentimeter – setzen Sie sich in einer Entfernung von 2,40 Meter bis 3,60 Meter vor den Bildschirm
Bildschirmgröße von 43 Zentimeter bis 45 Zentimeter – setzen Sie sich in einer Entfernung von 2,10 Meter bis 2,40 Meter vor den Bildschirm
Bildschirmgröße von 35 Zentimeter bis 40 Zentimeter – setzen Sie sich in einer Entfernung von 1,80 Meter bis 2,10 Meter vor den Bildschirm

Bildschirmgröße von 20 Zentimeter bis 33 Zentimeter – setzen Sie sich in einer Entfernung von 1,50 Meter bis 1,80 Meter vor den Bildschirm
Bildschirmgröße von 20 Zentimeter oder kleiner – setzen Sie sich in einer Entfernung von 1,20 Meter bis 1,50 Meter vor den Bildschirm.

Im allgemeinen sind Erwachsene, die drei oder mehr Stunden am Tag fernsehen, breit-peripher-sichtig. Sie verlassen sich oft mehr auf das, was gesprochen wird, und haben ein schlechtes Gedächtnis für Details. Menschen, die Gefallen an einem kleinen Bildschirm haben, es vorziehen, sich nahe vor den Fernseher zu setzen und intensiv auf den Bildschirm zu starren, sind fixiert-zentral.

Sportliche Aktivitäten

Welche Sportarten machen Ihnen Spaß? _____
Welcher Sport macht Ihnen Spaß, den Sie aber nur selten betreiben? _____
Erfordern Ihre sportlichen Aktivitäten eine Flexibilität der Fokussierung? _____
Genaue Fernsicht? _____
Eine gute zentrale Fixierung auf kleine Objekte?
_____
Haben Sie eine gute Tiefenwahrnehmung? _____
Sind Ihre Reflexe schnell? _____
Welche Sportarten betrieben Sie, die Sie heute nicht mehr ausüben? _____
Warum haben Sie diesen Sport aufgegeben? _____
Würden Sie sagen, daß Ihre veränderte Sehfähigkeit dabei eine Rolle gespielt hat? _____
Können Sie genau werfen und fangen? _____
Können Sie mit einem Schläger effektiv schlagen?
_____

Können Sie eine Zielscheibe treffen? _____
Haben Sie eine gute Augen-Hand-Koordination?
_____

Stört Sie Ihre Brille (das Brillengestell, die Linsen)
beim Sport? _____

Anmerkung: Sport und alle Aktivitäten im Freien
sind von großem Nutzen für die visuelle Gesundheit. Das umfassende Wohlbefinden, das durch die
allgemeine körperliche Fitneß entsteht, hilft auch
Ihren Augen. Ebenso trägt der Aufenthalt im Sonnenlicht, der Einsatz der Augen für schnelle und fle-
xible Fokussierung und die Augen-Hand-Koordination zu Ihrem Wohlbefinden bei. Am vorteilhafte-
sten sind eine unbegrenzte Sicht und die Möglichkeit, auf große Entfernungen zu sehen. Diejenigen,
die eine breit-periphere Sicht haben, eignen sich oftmals für ein breites Spektrum von athletischen
Sportarten. Spiele wie Fußball, Hockey usw. erfordern ein breites Sehfeld. Sportarten, die dagegen
eine gute Ballführung und gezielte, zentrale Konzentration erfordern (wie zum Beispiel Tennis), sind
vorwiegend Aktivitäten für fixiert-zentral-sichtige
Menschen.

Einschätzung Ihrer Beobachtungsgabe

Studieren Sie die Gesichter der Passanten, wenn Sie
eine Straße entlanggehen? _____
Lesen Sie Schilder, Anzeigen oder die Zeitung, die
irgend jemand liest? ._____
Verweilen Ihre Augen bei Gegenständen, oder
schweifen sie von einem Gegenstand zum anderen?
_____

Haben Sie schon einmal gelesen, während Sie gegan-
gen sind? _____

Bemerken Sie, was in den Schaufenstern liegt?
_____
Was auf der gegenüberliegenden Straßenseite ist?
_____
Was vor Ihnen ist? _____
Sehen Sie häufig Münzen, Anstecknadeln oder kleine Gegenstände auf dem Fußboden oder auf der Erde? _____
Tagträumen Sie, während Sie laufen oder in einer Menschenmenge sitzen? _____
Beobachten Sie Menschen? _____
Erinnern Sie sich an das, was Sie gesehen haben und wo Sie es gesehen haben? _____
Sind Sie an dem, was um Sie herum vorgeht, interessiert? _____
Halten Sie sich für bisweilen übertrieben neugierig?
_____
Würden Sie sich selbst als einen sehr guten Beobachter, als einen nur von Zeit zu Zeit guten Beobachter oder als keinen sehr guten Beobachter einschätzen? _____
Bei welchen Situationen beobachten Sie am meisten:
In überfüllten Räumen? _____
Wenn Sie sich zurücklehnen und eine Szene überblicken? _____
Im Freien? _____
Wenn Sie nervös sind? _____
Wenn Sie entspannt sind? _____
Wenn Sie das Gefühl haben, daß man Sie prüft oder nach Ihren Beobachtungen beurteilt? _____
Wenn Sie das Gefühl haben, daß Ihre Beobachtungen Ihre Privatsache sind und nur Sie alleine etwas angehen? _____
Wenn Sie gedruckte Gegenstände, Schilder, Fotos usw. betrachten? _____

Anmerkung: Sowohl der fixiert-zentrale als auch der breit-periphere Sehstil können zu einer guten Beobachtungsgabe führen. Jedoch neigen die beiden Sehstile dazu, sich in verschiedenen Verhaltensweisen zu äußern. Fixiert-zentral-sichtige Menschen sind begabt dafür:

- kleine und detaillierte Teile einer Szene zu sehen
- Dinge, die direkt vor ihnen liegen, zu sehen; sie neigen ihren Kopf und starren direkt auf den Gegenstand ihres Interesses
- Zeichen und gedrucktes Material als erstes zu sehen
- die Haarfarbe, das Aussehen, die Kleidung von vorübergehenden Fußgängern zu erkennen
- sich an das zu erinnern, was sie beobachtet haben

Breit-peripher-sichtige Menschen sind begabt:

- ein breites Spektrum jeder Szene zu sehen
- allgemeine Formen und die Bewegung, aber nur wenige Details zu erkennen
- Gegenstände in der Umgebung wahrzunehmen, ohne ihren Kopf zu wenden
- auf Objekte zu reagieren, die sich in ihrem peripheren Sehfeld bewegen

Beurteilung der Visualisation / Verbalisierung

Sagen Sie sich automatisch H-a-u-s, wenn Sie buchstabieren, oder stellen Sie sich das gesamte Wortbild ›Haus‹ vor, so als läge es geschrieben vor Ihnen?

_____

Können Sie genau buchstabieren? _____
Haben Sie ein lebhaftes, bildhaftes Gedächtnis?
_____

Visualisieren Sie Farben, Formen und Strukturen?
_____

Wenn Sie eine Idee mündlich oder schriftlich mitteilen müßten, welche Möglichkeit würden Sie
wählen? _____
Wenn Sie etwas lernen wollen, würden Sie lieber
etwas darüber lesen oder hätten Sie es lieber, wenn
Ihnen jemand die Sache verbal erklärt? _____

Anmerkung: Fixiert-zentral-sichtige Menschen zeigen im allgemeinen folgende Merkmale:
■ sie benutzen Visualisation, um Informationen zu
  erlangen und zu lernen
■ sie haben visuelle Tagträume und Erinnerungen
■ sie buchstabieren mit Hilfe ihrer Sicht, sehen das
  ganze Wort als Bild

Breit-peripher-sichtige Menschen zeichnen sich im
allgemeinen durch folgende Merkmale aus:
■ sie verlassen sich auf verbale Kommunikation,
  um zu lernen und Informationen zu sammeln
■ sie buchstabieren Worte innerlich, Buchstabe für
  Buchstabe
■ sie haben Erinnerungen und Tagträume, die ver-
  baler Natur sind

Beurteilung der Konzentrationsfähigkeit

Können Sie sich lange Zeit auf eine Aufgabe, Lesen,
Schreiben, Arbeiten mit Zahlen, Nähen, Gedulds-
spiele usw. konzentrieren? _____
Werden Sie durch Bewegungen oder Geräusche in
Ihrer Umgebung leicht abgelenkt? _____
Haben Sie manchmal Konzentrationslücken, oder
schweifen Ihre Gedanken ab? _____
Werden Sie von Ihren Aufgaben total gefangenge-
nommen? _____
Welche Aufgaben sind dies? _____

Neigen Sie dazu, immer nur eine Aufgabe auf einmal zu erledigen oder mehrere abwechselnd in Angriff zu nehmen? _____

Lesen und arbeiten Sie konsequent? _____

Können Sie Reden, Vorlesungen oder anderen verbalen Darbietungen zuhören, ohne in Tagträume zu verfallen oder den Faden zu verlieren? _____

Können Sie fernsehen, Filme oder andere visuelle Darbietungen sehen, ohne in Tagträume zu verfallen, und behalten Sie das Geschehen lebhaft im Gedächtnis? _____

Können Sie visuellen Darbietungen ohne Ton folgen? _____

Können Sie sich in offenen Räumen gut konzentrieren? _____

Können Sie sich konzentrieren, wenn eine Geräuschkulisse herrscht oder wenn Gespräche um Sie herum geführt werden? _____

Arbeiten Sie gerne in visuell begrenzten Räumen? _____

Anmerkung: Konzentration hängt von vielen Faktoren ab: emotionalem Streß, dem allgemeinen Gesundheitszustand, Müdigkeit, den jeweiligen Aufgaben usw. Aber die Konzentration hat die bedeutsame visuelle Komponente, die allzu oft übersehen wird. Diejenigen, die ihre Augen nicht mühelos fokussieren können, haben auch Schwierigkeiten, ihre Aufmerksamkeit zu konzentrieren. Wenn man lernt, seine Sehweise zu verändern, kann dies weitreichende Wirkungen auf die intellektuelle Leistungsfähigkeit haben. Menschen, die fixiert-zentral-sichtig sind, zeigen im allgemeinen folgende Merkmale:

■ sie arbeiten immer nur an einer Aufgabe, ohne Konzentrationslücken oder Ablenkungen

- sie konzentrieren sich lange Zeit sehr gut
- sie arbeiten gerne in abgeschlossenen Räumen

Diejenigen, die breit-peripher-sichtig sind, zeigen im allgemeinen folgende Merkmale:
- sie haben nur eine begrenzte Konzentrationsfähigkeit
- sie haben Konzentrationslücken, lassen sich ablenken und verfallen in Tagträume
- sie arbeiten gleichzeitig an verschiedenen Aufgaben und vermeiden es, konsequent und der Reihe nach zu arbeiten

Beurteilung der Ausdauer

Ermüden Ihre Augen, wenn Sie eine Aufgabe erledigen, die Ihren Gesichtssinn sehr stark beansprucht?
_____

Wie lange können Sie Ihrer Meinung nach eine gute Sehschärfe aufrechterhalten? _____
Haben Sie bei der Sicht in die Ferne eine hohe oder geringe Ausdauer? _____
Haben Sie beim Nahsehen eine hohe oder niedrige Ausdauer? _____
Wechseln Sie häufig Ihren Brennpunkt, schauen Sie beim Lesen auf, oder wenden Sie Ihren Blick in die Ferne, wenn Sie eine visuell anspruchsvolle Aufgabe erledigen? _____
Würden Sie Ihre Ausdauer als hoch bezeichnen?
_____

Mittelmäßig? _____
Oder gering? _____

Anmerkung: Menschen, die eine fixiert-zentrale Sehweise haben, besitzen im allgemeinen:
- eine gute Ausdauer für visuelle Aufgaben, die Nahsehen erfordern

116

■ sie zeigen Symptome von Augenverspannung, wenn sie sich dazu zwingen, Aufgaben zu bewerkstelligen, die Fernsichtigkeit erfordern und die ihre Ausdauerfähigkeit übersteigen

Diejenigen, die breit-peripher-sichtig sind, zeigen im allgemeinen folgende Merkmale:
■ sie zeigen eine gute Ausdauer in visuellen Situationen, die Fernsichtigkeit erfordern und Handlungen beinhalten
■ sie zeigen Konzentrationsschwächen, wenn sie Arbeiten erledigen müssen, die Nahsichtigkeit erfordern
■ sie leiden unter Augenverspannung, wenn sie sich dazu zwingen müssen, Arbeiten zu erledigen, die Nahsichtigkeit erfordern

<u>Allgemeines Verhalten</u>
<u>gegenüber der Erledigung von Aufgaben</u>

Beenden Sie, was Sie begonnen haben? _____
Gehören Sie zu den Menschen, die zwanghaft alles zu Ende führen müssen? _____
Sagen Sie häufig: »Ich mache später damit weiter«?

_____

Sind Sie pingelig? _____
Sind Sie schlampig? _____
Sind Sie gut organisiert, wenn Sie Arbeiten erledigen, die mit Ihrem Beruf zu tun haben? _____
Stellen Sie den Augenkontakt zu anderen Menschen her, wenn Sie mit ihnen sprechen? _____
Zwinkern Sie häufig? _____
Starren Sie intensiv auf Gegenstände, Menschen usw.? _____
Starren Sie oft in die Ferne, ohne Details zu betrachten? _____

117

Starren Sie oft in den Raum, ohne sich zu konzentrieren, wobei Sie wie in einem tranceähnlichen Zustand vor sich hinstarren? _____

Anmerkung: Allgemein verhalten sich Menschen, die fixiert-zentral-sichtig sind, folgendermaßen:
- sie beenden, was sie begonnen haben
- sie sind organisiert und genau, manchmal sogar etwas zwanghaft
- sie stellen einen guten Blickkontakt mit anderen her
- sie neigen dazu, sich intensiv zu konzentrieren oder auf Dinge zu starren, wobei sie nur wenig zwinkern

Diejenigen, die breit-peripher-sichtig sind, neigen dazu:
- Unterbrechungen zu machen und die Arbeit auf später zu verschieben
- in den Raum zu starren und den Blickkontakt zu vermeiden
- sie sind nicht übertrieben genau, manchmal sogar etwas nachlässig und oft schlecht organisiert

Fragebogen für Kinder – Sehstil in alltäglichen Situationen

Dieser Fragebogen ist dazu gedacht, den Sehstil Ihres Kindes festzustellen. Lesen Sie den Fragebogen durch. Beobachten Sie Ihr Kind ein paar Tage lang. Achten Sie auf seine Lesegewohnheiten, seine allgemeine Einstellung zu Aufgaben, seine Konzentrationsfähigkeit und Aufmerksamkeit. Füllen Sie dann den Fragebogen aus.

118

Denken Sie daran, daß Kinder bis zum Alter von sieben oder acht Jahren von Natur aus breit-peripher-sichtig sind. Erst wenn sie sich entwickelt haben, lesen können und ihr Sozialverhalten besser ausgebildet ist, beginnen sie, den zentralen und den peripheren Sehstil auszubalancieren. Die unreife Sehweise ist den Kindern von großem Nutzen, da sie ein breites Informationsspektrum erlangen. Dieser Sehstil wird nur dann zu einem Problem, wenn die Welt von ihnen fordert, daß sie Aufgaben bewältigen, die die zentrale Fixierung erfordern. Wenn sie diesen Entwicklungsschritt nicht machen können, haben sie Schwierigkeiten, akademische Fähigkeiten zu erlangen und zu lernen, in sozialer Weise mit anderen umzugehen. Wenn in einem oder beiden dieser Bereiche Probleme auftauchen, kann dies ihr Selbstvertrauen erschüttern und zu einem Teufelskreis von Frustration und geringerer Leistungsfähigkeit führen.

Es gibt Kinder, die schon sehr früh von Natur aus fixiert-zentral-sichtig zu sein scheinen. Diese Kinder tun sich in der Schule und beim Lesen leicht, aber dieser Sehstil kann ihr Informationsspektrum und den Horizont ihrer Interessen begrenzen. Sie können schon sehr früh unter visuellem Streß leiden, der oft ein Vorläufer der Kurzsichtigkeit ist.

Egal, welcher Sehstil sich bei Ihrem Kind manifestiert hat, Sie können ihm helfen, einen ausgewogenen Sehstil zu erlernen und sich ein breiteres Spektrum von visuellen Fähigkeiten anzueignen, indem Sie ein Sehtrainingsprogramm zusammenstellen, das seinen Bedürfnissen entspricht.

Kinder sollten vor ihrem vierten Lebensjahr die erste gründliche Augenuntersuchung hinter sich haben. Der Kinderarzt sollte jedoch von Geburt an regelmäßig Sehtests durchführen. Konsultieren Sie einen Spezialisten, wann immer Sie den Verdacht haben, daß Ihr Kind eine Sehstörung hat. Arbeiten Sie mit einem Augenarzt zusammen, um die möglichen visuellen Probleme zu erkennen und bereits bestehende zu korrigieren. Wenn Sie Sehstörungen frühzeitig erkennen, können sie oft zum Stillstand gebracht oder behoben werden, bevor sie eine lebenslange Behinderung werden.

Eine letzte Bemerkung: Wenn Sie den Sehstil Ihres Kindes erst einmal bestimmt haben, nehmen Sie sich die Zeit, ihm das Konzept zu erklären. Geben Sie ihm in allgemeinen Begriffen zu verstehen, daß Sie mit ihm arbeiten wollen, um ihm dazu zu verhelfen, das Beste aus seinen visuellen Aktivitäten herauszuholen: beim Sport, beim Spielen, bei den Schularbeiten, beim Lesen, beim Spielen mit Freunden. Kritisieren Sie Ihr Kind nicht für die Art und Weise, wie es seine visuellen Aufgaben bewerkstelligt. Machen Sie ihm Vorschläge für Verbesserungen, anstatt seinen natürlichen Sehstil durch einen anderen ersetzen zu wollen. Es gibt keinen absolut richtigen oder falschen Sehstil. Kein Sehstil gewährleistet Höchstleistungen und Erfolg. Das Prinzip, das hervorgehoben werden sollte, ist die Flexibilität, so daß alles, was das Kind tun möchte, möglich wird, zumindest soweit es seine Sehfähigkeiten betrifft.

Lesegewohnheiten

Sitzt Ihr Kind ruhig, wenn Sie ihm vorlesen? _____

Schaut es auf die Seite, wenn Sie vorlesen? _____

Behält es die Zeilen im Gedächtnis? _____
Liest es mit Ihnen laut? _____

Zeigt es auf Worte und spricht sie aus? _____
Konzentriert es sich, wenn es liest? _____
Behält es seine Konzentration? _____
Läßt es sich durch Geräusche und Bewegungen ablenken? _____
Stellt Ihr Kind Fragen oder spricht es über das, was es liest? _____
In welcher Umgebung liest Ihr Kind:
am Schreibtisch? _____
Vor dem Fernseher? _____
Bei gutem Licht? _____
Im Liegen? _____
Während das Radio spielt? _____
In einer ruhigen Ecke? _____
Mitten im Wohnzimmer? _____
Wie haben Sie seinen Arbeitsplatz gestaltet, an dem es seine Hausaufgaben erledigt?
Beschreiben Sie ihn detailliert: _____
_____
_____
_____
_____

Könnte sein Arbeitsplatz verbessert werden, um seine Konzentration, sein Wohlbefinden und seine Ausdauer zu erhöhen? _____
Könnte das Licht besser sein? _____
Liest Ihr Kind zum Vergnügen? _____
Liest es vorwiegend dann, wenn dies erforderlich ist? _____
Benützt Ihr Kind phonetische Mittel, um unbekannte Wörter auszusprechen? _____
Oder verläßt es sich nur auf die visuelle Wahrnehmung? _____
Wird Ihr Kind frustriert, wenn es liest? _____
Scheint es ungeduldig, ängstlich, unruhig, wenn es liest? _____

Hat Ihr Kind mit irgendwelchen der im folgenden beschriebenen Symptome von Leseschwierigkeiten Probleme:

Überliest es kurze Wörter? _____

Liest es ein kurzes Wort falsch oder ersetzt es dieses durch ein anderes? _____

Verdreht es Worte oder Buchstaben? _____

Überspringt es Zeilen? _____

Verliert es die Stelle, wo es gerade gelesen hat? _____

Verfügt es für sein Alter über ein zu geringes Vokabular? _____

Über für sein Alter zu wenig Verständnis? _____

Zu schwache phonetische Leistungen für sein Alter? _____

Fragen Sie Ihr Kind, was es in bezug auf Lesen empfindet:

Ich lese sehr gerne _____

Manchmal macht Lesen Spaß _____

Lesen ist in Ordnung _____

Lesen ist meistens langweilig _____

Ich lese wirklich nicht gerne _____

Ich hasse Lesen _____

Ist laut Lesen ein Problem für Ihr Kind? _____

Grad der Ablenkbarkeit

Würden Sie Ihr Kind als unruhig bezeichnen? _____

Als ruhig? _____

Unterbricht Ihr Kind, wenn Sie sprechen? _____

Beziehen sich seine Unterbrechungen auf das gegenwärtige Thema? _____

Wechselt es das Thema? _____

Geht Ihr Kind von einer Aktivität zur anderen über, wenn es spielt? _____

Bleibt es für lange Zeit bei einem Spiel oder einer Aktivität? _____

Kann Ihr Kind völlig zufrieden mit sich selbst spielen? _____

Ist Ihr Kind interessiert daran, was um es herum vor sich geht? _____

Kann Ihr Kind ruhig in einem Kinofilm oder bei einem Gespräch sitzen? _____

Hält Ihr Kind Blickkontakt, trotz Geräuschen oder Ablenkungen von außen? _____

Stellt Ihr Kind Fragen zum Zweck des Lernens? _____

Verliert Ihr Kind leicht den gedanklichen Faden? _____

Verhalten gegenüber der Bewältigung von Aufgaben

Führt Ihr Kind zu Ende, was es begonnen hat? _____

Führt es eine Aufgabe fast zwanghaft zu Ende? _____

Sagt Ihr Kind häufig: »Ich arbeite später daran weiter«? _____

Ist Ihr Kind pingelig? _____

Schlampig? _____

Scheint es mehr Interesse daran zu haben, zu reden, als zuzuhören? _____

Ist es mehr am Zuhören als am Reden interessiert? _____

Scheint es in seinem Denken logisch und organisiert zu sein? _____

Wird Ihr Kind schläfrig, gelangweilt oder zappelig, wenn es Hausaufgaben macht? _____

Starrt es in die Ferne? _____

Bekommt es einen verträumten Blick, so als ob es in Trance verfallen wäre? _____

Allgemeine Sehgewohnheiten

Reibt sich Ihr Kind häufig die Augen? _____

Zwinkert Ihr Kind übermäßig, wobei es Grimassen schneidet und / oder seinen Kopf sehr stark bewegt, wenn es Aufgaben erledigt, die Nahsichtigkeit erfordern? _____

Schielt Ihr Kind? _____

Hält es Bücher sehr dicht vor die Augen? _____

Sackt es in sich zusammen, schneidet es Grimassen oder winkelt es seinen Kopf ab, wenn es Gegenstände in der Ferne betrachtet? _____

Nahe Gegenstände? _____

Hat es beim Sitzen eine gute Haltung? _____

Hat Ihr Kind eine richtige Auge-Hand-Koordination? _____

Treibt Ihr Kind gerne Sport? _____

Würden Sie Ihr Kind allgemein als eher fixiert-zentral- oder breit-peripher-sichtig bezeichnen?

Welche Aktivitäten scheinen Ihrem Kind aufgrund seines Sehstils mehr Schwierigkeiten zu bereiten:

Spielen? _____

Lesen? _____

Soziale Interaktion? _____

Hausaufgaben? _____

Der Aufmerksamkeitsgrad im Klassenzimmer? _____

Zusammenfassung Ihres Sehstils

Nachdem Sie nun so viel Zeit darauf verwendet haben, Ihre Sehgewohnheiten und / oder die Ihres Kindes zu beurteilen, ist es Zeit, Ihren Sehstil zu bestimmen. Die Schlüsse, die Sie gezogen haben, verhelfen Ihnen dazu, destruktive Sehgewohnheiten, mögliche Sehprobleme und unbewußte Methoden, Sehschwächen zu verdecken, aufzuspüren. Darüber hinaus werden Sie dadurch ermuntert, Ihre Sehkräfte zu mobilisieren und Gewohnheiten zu verstärken, die Ihre Sehschärfe und Flexibilität unterstützen. Wahrscheinlich haben Sie einige Gewohnheiten entdeckt, die fixiert-zentral und andere, die breit-peripher sind. Wir alle vermischen beide Sehstile bis zu einem bestimmten Grad. Wenn wir den Sehstil gewählt haben, der für eine gegebene Aufgabe geeignet ist – wie zum Beispiel fixiert-zentral zum Lesen und peripher beim Sport – wollen wir diese Fähigkeiten gerne gesund erhalten. Wenn wir einen Sehstil verwenden, der es uns erschwert, eine gegebene Aufgabe zu erledigen, wollen wir unseren Sehstil ändern. Um dies zu bewerkstelligen, setzen Sie sich bestimmte Ziele, und erkennen Sie die Bereiche, wo Ihre Sehstörungen auftauchen.

Die folgenden Fragen sind sowohl für Erwachsene als auch Kinder geeignet:

1. Bewerten Sie Ihr peripheres Bewußtsein:
   Niedrig _____ , sporadisch _____ , mittelmäßig _____ , hoch _____

2. Bewerten Sie Ihre Konzentrationsfähigkeit:
   Niedrig _____ , mittelmäßig _____ , hoch _____

3. Bewerten Sie Ihre visuelle Ausdauer bei nahsichtigen Aufgaben:
   Niedrig _____ , mittelmäßig _____ , hoch _____

4. Bewerten Sie Ihre Ausdauer bei fernsichtigen Aufgaben:
   Niedrig _____ , mittelmäßig _____ , hoch _____

5. Bewerten Sie Ihre Fokussierungsflexibilität:
   Niedrig _____ , mittelmäßig _____ ,
   hoch _____

6. Bewerten Sie Ihr Empfinden bei nahsichtigen Aufgaben:
   Gelegentlicher Streß und Augenverspannung ___
   _____
   Unwohlsein nur nach längerer Arbeit _____
   _____
   Unwohlsein nach 30 Minuten oder weniger _____
   _____

7. Bewerten Sie Ihre Sehgewohnheiten bei nahsichtigen Aufgaben:
   Stellen Sie sicher, daß Sie bei gutem Licht arbeiten? _____
   Sitzen Sie bequem? _____
   Halten Sie das Lesematerial mindestens 30 Zentimenter von den Augen entfernt? _____

8. Wenn Sie Szenen in der Ferne betrachten, starren Sie intensiv darauf? _____
   Öffnen Sie Ihre Augen besonders weit? _____
   Wollen Sie näher herangehen? _____

9. Beurteilen Sie Ihre Beobachtungsgabe für Details, wenn Sie in die Nähe schauen:
   Niedrig _____ , mittelmäßig _____ ,
   hoch _____
   Wenn Sie in die Ferne schauen:
   Niedrig _____ , mittelmäßig _____ ,
   hoch _____

10. Bewerten Sie Ihre Merkfähigkeit für visuelle Details:
    Niedrig _____ , mittelmäßig _____ ,
    hoch _____

11. Bewerten Sie Ihre Verbalisierung / Visualisation:
Erinnern Sie sich an das, was Sie in Form von Bildern gesehen haben? _____
In Form von inneren Klängen, Wörtern, Sprache? _____
Fühlen Sie sich bei verbalen Aufgaben wohl?
_____
Bei visuellen Aufgaben? _____

12. Bewerten Sie Ihren Lesestil:
Lesen Sie gerne? _____
Behalten Sie, was Sie lesen? _____
Lesen Sie schnell? _____
Beeinträchtigen Leseschwächen Ihre beruflichen oder schulischen Leistungen? _____

13. Bewerten Sie den Grad Ihrer Ablenkbarkeit:
Niedrig _____ , mittelmäßig _____ ,
hoch _____

Zusammenstellung Ihrer Bewertungen

1. Was sind Ihre visuellen Stärken? Listen Sie vier Sehstärken auf:

_____

_____

_____

_____

2. Wo liegen Ihre visuellen Schwächen? Listen Sie vier Sehschwächen auf:

_____

_____

_____

_____

3. Welche Ihrer Sehgewohnheiten und welche Bereiche Ihrer Vorsorge könnten Sie verbessern?

_____

_____

4. Welche visuellen Schwächen stören Ihre Freude an verschiedenen Aktivitäten oder behindern Ihre Leistungsfähigkeit? _____

_____

5. Neigen Sie zu einem fixiert-zentralen oder breitperipheren Sehstil? _____

_____

_____

Erkennen Sie Ihre Ziele

1. Welchen Teil Ihres Sehstils würden Sie gerne ändern? Schreiben Sie drei Bereiche auf:

_____

_____

_____

2. Welche Teile Ihres Sehstils würden Sie gerne verstärken? Schreiben Sie drei Bereiche auf:

_____

_____

_____

_____

3. Setzen Sie Ihre Ziele:
Ich würde vier der sechs allgemeinen Ziele, die ich oben niedergeschrieben habe, gerne verändern oder verstärken:

_____

_____

_____

_____

Diese vier Ziele werden Ihnen dazu verhelfen, Ihr Sehtrainingsprogramm zusammenzustellen. Sie machen Ihnen die wichtigsten Bereiche bewußt, auf die Sie sich konzentrieren müssen. Indem Sie eine konkrete Vorstellung davon entwickeln, wie Sie Ihre Augen gebrauchen und mißbrauchen, können Sie beginnen, das Beste aus Ihren Sehfähigkeiten zu machen. Nun, wo Sie sich bewußt sind, daß Sie ohne Unterbrechung eine Stunde lang oder länger gelesen haben, werden Sie eine Pause einlegen. Wenn Sie sich bewußt sind, daß Sie Details übersehen, wenn Sie eine Straße entlanggehen, können Sie Ihre Aufmerksamkeit und Ihre Augen bewußt auf diese Dinge lenken, die Sie vorher einfach übersehen haben.

Denken Sie an Ihre Ziele, wann immer Sie eine visuelle Aktivität unternehmen. Werden Sie zu Ihrem eigenen Monitor.

Wie Sie die Ziele Ihres Kindes erreichen

Wenn Sie den Sehstil Ihres Kindes erst einmal bestimmt haben, stehen Sie vor zwei Aufgaben:

1. zu bestimmen, wie Sie seine visuelle Umgebung verbessern können, um Streß zu vermindern und bessere Sehgewohnheiten zu fördern, und
2. ihm das Konzept des Sehstils zu erklären.

In meiner Praxis habe ich mit vielen Kindern zu tun, die Sehtraining benötigen. Um ihre volle Mitarbeit zu erhalten, ist es notwendig, ihnen zu erklären, um was es geht und warum sie das Sehtraining praktizieren sollen. Sie müssen ihren Sehstil erkennen lernen, so daß sie schlechte Gewohnheiten korrigieren können. Obwohl sich die meisten Kinder nicht bewußt sind, wie sie ihre Augen benutzen, können sie das Konzept verstehen, wenn man es ihnen erklärt.

Wenn ich beispielsweise zu einem fixiert-zentral-sichtigem Kind über seinen Sehstil spreche, sage ich folgendes:

»Es scheint mir, als ob du zu angestrengt, zu konzentriert und zu intensiv auf die Dinge schaust. Du schaust so angestrengt, daß deine Augen müde werden. Du bemerkst nicht alles, was um dich herum vorgeht. Du kannst die Dinge nicht so genießen, wie es möglich wäre, weil du dich nicht entspannst, wenn du um dich schaust. Weißt du, was ich meine? Hast du jemals das Gefühl gehabt, daß du zu angestrengt auf die Dinge schaust?

Wir wollen dir nun beibringen, wie du deine Augen entspannen kannst, so daß du dich wohler fühlst und besser sehen kannst. Deine Augen haben Muskeln wie auch deine Beine. Wenn du deine Beine niemals entspannen würdest, wären sie steif und du könntest nicht mehr rennen und bequem spielen. Nun, dasselbe geschieht mit den Muskeln in deinen Augen. Obwohl es schwer ist, diese Muskeln zu spüren, müssen sie trainiert und auch entspannt werden. Wir wollen einige spezielle Übungen dafür machen und mit Hilfe dieser Übungen gut für unsere Augen sorgen.«

Zu einem Kind, das breit-peripher-sichtig ist, sage ich vielleicht folgendes:

»Du bemerkst wirklich eine Menge von dem, was um dich herum vor sich geht. Aber manchmal hast du Schwierigkeiten damit, deine Aufmerksamkeit nur auf eine Sache auf einmal zu lenken. Es gibt Zeiten, wo deine Augen umherwandern, wenn sie ruhig gehalten werden sollten, so daß sie direkt auf ein Objekt gerichtet sind. Schau, gerade jetzt schaust du auf das Bild über mir, anstatt auf mich. Nun, manchmal ist es gut so. Aber es kann es dir erschweren, zu lesen, zu lernen und dich zu konzentrieren. Wir wollen nun eine Reihe von Spielen und Übungen machen, anhand derer du lernen kannst, wie man sich konzentriert. Du wirst lernen, dem, was direkt vor dir liegt, Aufmerksamkeit zu schenken und zu sehen, was um dich herum vor sich geht. Du wirst das Beste aus beiden Welten machen. Dadurch wirst du sehr viel mehr lernen können und die Schule wird dir sehr viel mehr Spaß machen.«

Wenn Sie Ihrem Kind den Sehstil erklären, denken Sie an folgendes:
1. Es gibt keinen richtigen oder falschen Sehstil, nur einen mehr oder weniger hilfreichen.
2. Kritisieren Sie Ihr Kind nicht. Geben Sie ihm zu verstehen, daß es sich besser fühlen, besser sehen und bessere Leistungen erbringen kann.
3. Sagen Sie ihm, daß die Sehtrainingsübungen Spaß machen, aber auch wichtig sind. Wecken Sie sein Verantwortungsgefühl für sein Training. Betonen Sie, daß die Übungen ernsthaft praktiziert werden müssen.
4. Erklären Sie ihm, daß Sie die Übungen mit ihm gemeinsam machen werden.

5. Kapitel

Selbstprüfung

Die Zeit zum Nachdenken ist vorüber. Nun müssen wir uns selbst direkt ins Auge blicken. Wir müssen die Resultate unseres Sehstils abmessen und das Maß unserer Sehschwierigkeiten beurteilen.

Dieses Kapitel enthält eine Reihe von Selbstprüfungstests. Mit ihrer Hilfe entdecken wir, welches unser zielendes Auge ist, wie kurz- oder weitsichtig wir sind, ob wir astigmatisch sind, ob wir Fusionsprobleme haben, unter Suppression, Schwachsichtigkeit oder muskulären Ungleichheiten leiden. Wir entdecken Sehschwächen, die sich möglicherweise entwickeln.

Die folgenden Tests sind jedoch nicht dazu gedacht, die professionelle Augenuntersuchung zu ersetzen. Sie sind Teil eines allgemeinen Sehvorsorgeprogramms.

■ Selbstprüfungstests enthüllen mögliche Sehprobleme, so daß wir uns einer ärztlichen Behandlung unterziehen können.

■ Selbstprüfungstests funktionieren ausschließlich in Verbindung mit der Diagnose unseres Augenarztes. Die effektivste Art und Weise, Sehprobleme zu handhaben, besteht darin, professionelle Behandlung mit einer tiefen, persönlichen Verpflichtung gegenüber der Selbstvorsorge zu kombinieren.

Nach jedem Test finden Sie ein Bewertungsformular, das Sie ausfüllen sollen. Am Ende des Kapitels verbinden wir diese Informationen mit denjenigen, die wir im Kapitel über den Sehstil gesammelt haben. Unsere Schlußfolgerungen verhelfen uns dann dazu, das Sehtrainingsprogramm auszuwählen, das auf unsere Sehprobleme maßgeschneidert zugeschnitten ist.

Test 1: Das Zielauge

Wir sind alle rechts- oder linksäugig, so wie wir rechts- oder linkshändig sind. Dies ist eine neurologisch bedingte Priorität, die sich während unseres gesamten Lebens nichts verändert. Das Zielauge ist eine Reaktion auf die angeborene Forderung nach einer klaren binokularen Sicht. Unsere beiden Augen sehen die Welt von einem etwas verschiedenen Winkel aus. Unser Gehirn ist daher dazu gezwungen, ein einziges, verständliches Bild aus den Bildern zu formen, die jedes Auge übermittelt. Das Zielauge legt einen Fixierungspunkt für beide Augen fest und ermöglicht es zu bestimmen, wo sich ein Objekt im Raum befindet.

Test für das Zielauge

Requisiten:
Nehmen Sie ein Blatt Papier, und schneiden Sie ein Loch von der Größe von 2,5 Zentimeter auf 5 Zentimeter in das Papier.

Brille:
Tragen Sie bei diesem Test Ihre Fernbrille.

Kinder:
Gleiche Vorgehensweise wie bei Erwachsenen.

133

Vorgehensweise

1. Wählen Sie ein kleines Objekt wie zum Beispiel einen Türknopf, eine Kaffeetasse oder sogar die Nase einer beliebigen Person als Ihr Ziel aus.

2. Stellen Sie sich ungefähr 4,5 Meter vor das Ziel. Blicken Sie es an, wobei Sie Ihr Gewicht zentrieren und Ihre Schultern gerade halten. Blicken Sie direkt auf das Ziel. Halten Sie den Kopf aufrecht und die Augen gerade.

3. Halten Sie das Blatt Papier mit dem Loch mit beiden Händen. Strecken Sie Ihre Arme aus, und halten Sie sie in Höhe Ihrer Körpermitte.

4. Halten Sie beide Augen offen, und heben Sie nun das Blatt schnell in Augenhöhe. Halten Sie ein, sobald Sie das Ziel durch das Loch in dem Blatt Papier sehen können.

5. Halten Sie das Papier ruhig.

6. Schließen Sie Ihr linkes Auge. Ihr Kopf bleibt unbeweglich.

7. Können Sie das Ziel immer noch mit Ihrem offenen rechten Auge sehen?

8. Schließen Sie Ihr rechtes Auge.

9. Können Sie das Ziel mit Ihrem offenen linken Auge sehen?

10. Sie werden entdecken, daß Sie das Ziel entweder nur mit dem linken oder mit dem rechten Auge sehen können. Dieses Auge ist dann Ihr Zielauge. Das Ergebnis wird immer das gleiche sein (außer Sie halten Ihre Arme, Ihren Kopf, Ihre Augen und Ihren Körper nicht in einer geraden Linie).

1. Mein Zielauge ist das _____

Test 2: Das führende Auge

Unser nahsichtiges, führendes Auge ist dasjenige, das auf nahe Entfernung am besten sieht. Unser weitsichtiges, führendes Auge ist dasjenige, das auf weite Entfernungen am besten sieht. Häufig ist das eine Auge kurz- oder weitsichtiger als das andere. Gelegentlich kann ein Auge weitsichtig, das andere kurzsichtig sein. In manchen Fällen funktioniert ein Auge sowohl für die Sicht auf kurze als auch auf weite Entfernung am besten. Welches Auge auch immer es ist, das führende Auge muß größeren Fokussierungsanforderungen gerecht werden. Da das Gehirn nicht zwei Bilder von ungleicher Klarheit in Einklang bringen kann, wenn ein Auge schärfer ist, ist es gezwungen, die gesamte Arbeit zu leisten, während das weniger scharfe Auge nachhinkt und Suppression oder schließlich sogar eine geringfügige Schwachsichtigkeit entwickelt.

Es ist wichtig zu wissen, welches Auge führt und welch große Last es tragen muß, um zu fokussieren, so daß wir es vor Verspannung und einer abnehmenden Fokussierungsschärfe schützen können.

Test für das führende Auge

Requisiten:
Sehtest für Kurzsichtigkeit (Abbildung 18), siehe Seite 141.

Brille:
Machen Sie die Übung zunächst ohne Brille, dann mit Brille.

Kinder:

Gleiche Vorgehensweise wie Erwachsene. Benutzen Sie den Sehtest für Kinder und den Bildertest für Kurzsichtigkeit bei Kindern (Abbildung 19), auf Seite 142, wenn sie noch keine Buchstaben lesen können.

Vorgehensweise Teil 1

1. Befestigen Sie den Sehtest an der Wand. Stellen Sie sich in einer Entfernung von 4,5 Meter davor.

2. Blicken Sie mit beiden Augen auf den Test. Lesen Sie die oberen drei Zeilen auf dem Test.

3. Achten Sie auf die Klarheit oder Verschwommenheit dieser Zeilen.

4. Bedecken Sie das linke Auge mit der Hand.

5. Verschwimmen die Buchstaben oder verändern sie sich (wenn auch nur momentan)? _____
_____

6. Werden die Buchstaben klarer? _____
Verschwommener? _____

7. Betrachten Sie noch einmal mit beiden Augen die oberen drei Linien des Tests.

8. Bedecken Sie nun das rechte Auge.

9. Verschwimmen oder verändern sich die Buchstaben (wenn auch nur momentan)? _____

10. Werden die Buchstaben klarer? _____
Verschwommener? _____

Vorgehensweise Teil 2

1. Setzen Sie sich in einer Entfernung von ungefähr 40 Zentimeter vor den Sehtest für Kurzsichtigkeit (Abbildung 18 für Erwachsene, Abbildung 19 für Kinder).

2. Konzentrieren Sie beide Augen auf die Grundlinie des Tests (oder die kleinste Zeile, die Sie noch erkennen können).

3. Bedecken Sie das linke Auge.

4. Verschwimmt oder verändert sich die Zeile (wenn auch nur momentan)? _____

5. Werden die Buchstaben klarer?_____ Verschwommener? _____

6. Wiederholen Sie Schritt Nummer 2. Bedecken Sie dann das rechte Auge.

7. Verschwimmt oder verändert sich die Zeile (wenn auch nur momentan)? _____

8. Werden die Buchstaben klarer? _____ Verschwommener? _____

Auswertung

1. Das Auge, das auf Entfernungen am klarsten sieht (ohne zu refokussieren), ist _____

2. Dies ist Ihr führendes Auge für weite Entfernungen.

3. Das Auge, das auf kurze Entfernungen am klarsten sieht (ohne zu refokussieren), ist _____

4. Dies ist Ihr führendes Auge auf kurze Entfernungen.

Vorgehensweise Teil 3

1. Wiederholen Sie Teil 1, wobei Sie eine Brille tragen.

2. Sieht ein Auge verschwommener als das andere? Welches Auge? _____

3. Wiederholen Sie Teil 2 mit Brille.

4. Sieht ein Auge verschwommener als das andere? Welches Auge? _____

Auswertung

1. Wenn ein Auge verschwommener sieht als das andere — entweder auf kurze oder weite Entfernung —, während Sie Ihre Brille tragen, haben Sie entweder die verkehrte Brille oder Ihr ›schwächeres‹ Auge leidet an mehr oder weniger stark ausgeprägter Schwachsichtigkeit.

2. Wenn dies möglicherweise angezeigt ist, dann versuchen Sie den Test für Schwachsichtigkeit auf Seite 156/157.

3. Lassen Sie Ihre Brille von Ihrem Augenarzt überprüfen. Viele Ärzte erkennen das Vorhandensein oder die Bedeutung von geringfügiger Schwachsichtigkeit nicht. Seien Sie nicht verblüfft, wenn Ihr Arzt dem Problem der geringfügigen Schwachsichtigkeit keine besondere Bedeutung zumißt. Obwohl dies nicht so ernst ist wie eine stärkere Schwachsichtigkeit, kann dieses Leiden weitreichende Folgen haben. Sorgen Sie deshalb dafür, daß Ihr Arzt Ihnen die beste Brille für Ihre Augen verschreibt, und praktizieren Sie dann das Sehtraining, um diejenigen Probleme zu beheben, die Ihr Augenarzt möglicherweise nicht berücksichtigt.

Abbildung 17

Sehtest 20/20

F P L O B E M C K

B E R S A K H O

V F G L N T C D E

Test 3: Kurzsichtigkeit

Egal, ob wir Kurzsichtigkeit zu entwickeln beginnen oder bereits eine Brille für Kurzsichtigkeit tragen, dieser Test verhilft uns zu einer genauen Einschätzung unserer Sehschärfe für weite Entfernungen. Dieser Test ist nicht dazu gedacht, eine ärztliche Augenuntersuchung zu ersetzen. Vielmehr
sollte er dazu benutzt werden, das Bewußtsein für
bestehende oder sich entwickelnde Probleme zu erhöhen und uns zu ermutigen, uns einer Augenuntersuchung zu unterziehen.

Test für Kurzsichtigkeit

Requisiten:
Faltkarte (Sehtest) oder Sehtest 20 / 20 auf Seite 139
(Abbildung 17).

Brille:
Benutzen Sie keine Brille.

Kinder:
Gleiche Vorgehensweise und gleicher Test wie bei
Erwachsenen oder Bildertest.

Vorgehensweise Teil 1

1. Befestigen Sie den Sehtest in Augenhöhe an der
   Wand. Stellen Sie sicher, daß er gut beleuchtet
   ist.

2. Messen Sie einen Abstand von 1,50 Meter vom
   Sehtest, und markieren diese Stelle. Messen Sie
   einen Abstand von 3 Meter vom Sehtest entfernt,
   und markieren Sie diese Stelle. Messen Sie einen
   Abstand von 6 Meter vom Sehtest entfernt, und
   markieren Sie diese Stelle.

3. Stellen Sie sich auf den markierten Punkt in 6 Meter Entfernung.

4. Bedecken Sie das linke Auge.

5. Lesen Sie den Sehtest langsam von unten nach oben. Achten Sie darauf, wie viele Linien / Buchstaben Sie richtig lesen können.

6. Gehen Sie nach vorne, und stellen Sie sich auf die 3-Meter-Markierung. Wiederholen Sie die Leseübung mit bedecktem linkem Auge. Achten Sie darauf, wie viele Zeilen / Buchstaben Sie richtig lesen können.

7. Stellen Sie sich auf die 1,50-Meter-Markierung. Lassen Sie Ihr linkes Auge bedeckt, und stellen Sie fest, wie viele Zeilen / Buchstaben Sie richtig lesen können.

8. Wenn Sie Zeilen / Buchstaben aus der Entfernung von 1,50 Meter nicht klar erkennen können, gehen Sie so nah an den Test heran, bis Sie die Buchstaben lesen können. Schreiben Sie auf, in welcher Entfernung dies möglich ist.

Sehtest für Kurzsichtigkeit

K	20/200
DO	20/100
TUV	20/80
PFNZ	20/60
DRBLO	20/40
HEOCF	20/30
FOTND	20/25
HERNUV	20/20
......	20/15

Abbildung 18

Sehfähigkeitstest für Kinder
Testentfernung: 30 Zentimeter

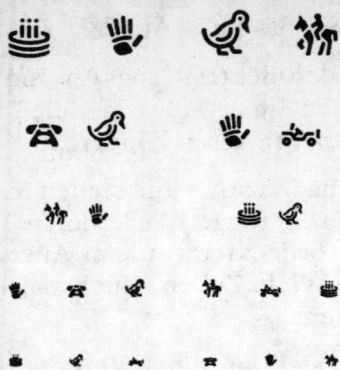

Bilder-Sehtest
(Nachdruck mit Genehmigung der American Optical)

Abbildung 19

Vorgehensweise Teil 2

1. Wiederholen Sie die Vorgehensweise von Teil 1 mit bedecktem rechtem Auge.

Auswertung – rechtes Auge

1. Aus 6 Meter Entfernung konnte ich _____ Buchstaben richtig lesen.

2. Aus 3 Meter Entfernung konnte ich _____ Buchstaben richtig lesen.

3. Aus 1,50 Meter Entfernung konnte ich _____ Buchstaben richtig lesen.

4. Aus einer Entfernung von _____ Meter konnte ich alle Buchstaben deutlich lesen.

Auswertung – linkes Auge

1. Aus 6 Meter Entfernung konnte ich _____ Buchstaben richtig lesen.

2. Aus 3 Meter Entfernung konnte ich _____ Buchstaben richtig lesen.

3. Aus 1,50 Meter Entfernung konnte ich _____ Buchstaben richtig lesen.

4. Aus einer Entfernung von _____ Meter konnte ich alle Buchstaben deutlich lesen.

Vergleich der Informationen

1. Es besteht ein Unterschied zwischen der Genauigkeit, die ich mit jedem Auge erreicht habe: _____ Mit meinem linken Auge konnte ich die Buchstaben mehr oder weniger genau lesen als mit meinem rechten Auge: _____ Mit meinem rechten Auge konnte ich die Buchstaben mehr oder weniger genau lesen als mit meinem linken Auge: _____

2. Eine klare Sicht auf eine Entfernung von 6 Meter zeigt keine auffällige Kurzsichtigkeit an. Eine klare Sicht auf eine Entfernung von 3 Meter zeigt eine schwache oder sich entwickelnde Kurzsichtigkeit an. Eine klare Sicht auf 1,50 Meter oder weniger zeigt mäßige bis starke Kurzsichtigkeit an.

Test 4: Weitsichtigkeit

Egal, ob wir an fortschreitender Weitsichtigkeit oder Altersweitsichtigkeit leiden oder seit Geburt weitsichtig sind, die folgenden Tests verhelfen uns zu einer Einschätzung unserer Sehschärfe auf kurze Entfernungen. Dieser Test ist nicht dazu gedacht,

143

die ärztliche Augenuntersuchung zu ersetzen. Er sollte dazu benutzt werden, unser Bewußtsein für bestehende oder sich entwickelnde Sehprobleme zu erhöhen und uns dazu anregen, uns einer gründlichen Augenuntersuchung zu unterziehen.

Test für Weitsichtigkeit

Requisiten:
Sehtest für Kurzsichtigkeit auf Seite 141 (Abbildung 18) und Faltkarte.

Brille:
Benutzen Sie keine Brille.

Kinder:
Verwenden Sie den Sehtest für Kurzsichtigkeit auf Seite 142 (Abbildung 19) und die Bilder-Faltkarte, wenn sie keine Buchstaben lesen können.

Vorgehensweise Teil 1

1. Befestigen Sie die Faltkarte in Augenhöhe an der Wand.

2. Messen Sie einen Abstand von 6 Meter von dem Sehtest entfernt und markieren Sie diese Stelle.

3. Stellen Sie sich auf die 6-Meter-Markierung.

4. Halten Sie den Sehtest für Kurzsichtigkeit (Abbildung 18) vor sich. Kinder und Erwachsene bis 40 Jahre: Halten Sie den Test in einer Entfernung von 15 Zentimeter vor die Augen. Erwachsene von 40 bis 50 Jahre: Halten Sie den Sehtest in einer Entfernung von 35 Zentimeter vor die Augen. Erwachsene über 50 Jahre: Halten Sie den Test in einer Entfernung von 35 Zentimeter bis ca. 60 Zentimeter vor die Augen.

5. Wenn Sie den Sehtest für Kurzsichtigkeit mit dem linken Auge betrachten, dann halten Sie den Test etwas mehr auf Ihr linkes Auge gerichtet. Wenn Sie den Test mit dem rechten Auge betrachten, halten Sie die Karte etwas mehr nach rechts.

6. Bedecken Sie das linke Auge.

7. Blicken Sie mit dem rechten Auge auf den Sehtest für Kurzsichtigkeit in Ihrer Hand. Halten Sie die Sehtest-Karte wenn möglich im Brennpunkt.

8. Lenken Sie Ihren Blick schnell auf den Sehtest an der Wand. Achten Sie darauf, welches die kleinstmögliche Zeile ist, die Sie auf der Tabelle lesen können.

9. Wechseln Sie nun schnell zurück zum Sehtest in Ihrer Hand.

10. Achten Sie auf die Veränderung der Fokussierung. Müssen Sie den Sehtest für Kurzsichtigkeit weiter entfernt halten, um die Buchstaben klar erkennen zu können? _____
Erkennen Sie die Buchstaben auf dem Sehtest in Ihrer Hand nur langsamer, nachdem Sie Ihren Blick vom Sehtest an der Wand abgewandt haben? _____

Ist der Sehtest an der Wand auffällig klarer zu erkennen als der Sehtest für Kurzsichtigkeit? _____

Vorgehensweise Teil 2

1. Wiederholen Sie die Vorgehensweise von Teil 1, wobei Sie jetzt allerdings das rechte Auge bedecken.

145

Auswertung

Für Kinder und Erwachsene bis 40 Jahre:

1. Mußten Sie den Sehtest für Kurzsichtigkeit weiter als 15 Zentimenter entfernt halten, um ihn klar zu erkennen? _____
Wenn dies der Fall war, leiden Sie wahrscheinlich an jugendlicher Weitsichtigkeit.

2. Wenn die Refokussierung auf den Sehtest für Kurzsichtigkeit mehr als eine Sekunde dauerte, sind Sie wahrscheinlich weitsichtig.

3. Welche Zeile auf dem Sehtest an der Wand konnten Sie genau lesen? _____
Wenn Sie alle Zeilen lesen konnten, ist Ihre Fernsichtigkeit scharf.

Für Erwachsene von 40 bis 50 Jahren:

1. Wenn Sie Mühe hatten, den Sehtest für Kurzsichtigkeit zu fokussieren, nachdem Sie den Sehtest an der Wand gelesen hatten, entwickeln Sie wahrscheinlich Weitsichtigkeit oder Altersweitsichtigkeit.

2. Welche Zeile auf dem Sehtest an der Wand konnten Sie deutlich lesen? _____

3. Mußten Sie die Entfernung des Sehtests für Kurzsichtigkeit anpassen, um ihn deutlich erkennen zu können? Wie weit mußten Sie ihn von den Augen entfernt halten? _____

Für Erwachsene von 50 Jahren und darüber:

1. Wenn der Sehtest an der Wand klarer war als der, den Sie in der Hand vor Ihre Augen hielten, Sie jedoch 20/30 auf dem Sehtest an der Wand nicht klar erkennen konnten, leiden Sie wahrscheinlich an fortschreitender Weitsichtigkeit.

146

2. Welche Zeile auf dem Sehtest an der Wand konnten Sie deutlich lesen? _____

3. Mußten Sie die Entfernung des Sehtests für Kurzsichtigkeit anpassen, um ihn deutlich erkennen zu können? Wie weit mußten Sie ihn entfernt halten? _____

Test 5: Konvergenz und Divergenz – muskuläre Unausgewogenheiten

Wie wir wissen, hängt eine klare Einzelsicht von der Koordination der Fokussierung und der Muskeln ab, um eine Fusion zu erzielen. Wenn sich ein oder beide Augen nicht richtig fixieren können oder wenn wir dazu neigen, übermäßig zu konvergieren oder zu divergieren, stellen wir eines oder mehrere dieser Systeme unter Streß. Dies erhöht die Gefahr, daß sich Suppression oder Schwachsichtigkeit entwickelt. Es kann Sehschwächen, Augenbeschwerden und sogar Brechungsprobleme verursachen.

Jedesmal, wenn unsere Augen die Neigung haben, nicht in einer Linie zu stehen, leiden wir an sogenannter Phorie. Übermäßige Konvergenz oder Nach-innen-Wendung der Augen, wird Esophorie genannt. Divergenz oder die Drehung der Augen nach außen wird Exophorie genannt. Obwohl wir die Phorie oft überwinden können, kann die dazu erforderliche Mühe konkrete Probleme verursachen.

Test für Phorie

Requisiten:
Sehtest im Anhang.

Brille:
Benutzen Sie bei dieser Übung Ihre Brille.

Kinder:
Gleiche Vorgehensweise wie bei Erwachsenen.

Vorgehensweise Teil 1

1. Konzentrieren Sie Ihren Blick auf irgendein Ziel an der Wand – einen hellen Lichtschalter, Türknopf, usw. –, der ungefähr 4,5 Meter von Ihnen entfernt ist.

2. Bedecken Sie Ihr rechtes Auge mit einer Karte. Lassen Sie das Auge hinter der Karte geöffnet.

3. Fixieren Sie Ihr linkes Auge auf das Ziel.

4. Nehmen Sie die Karte schnell von Ihrem rechten Auge weg, und halten Sie sie vor Ihr linkes Auge, ohne Ihren Kopf zu bewegen.

5. Scheint Ihr Ziel zu ›springen‹ oder sich wegzubewegen, wenn Sie vom linken zum rechten Auge überwechseln? Springt es in der Richtung, in der Sie die Karte bewegt haben? In der umgekehrten Richtung? _____

6. Wiederholen Sie den Test nun mit bedecktem linken Auge. Wechseln Sie nun einige Male vom linken Auge zum rechten Auge.

7. Scheint das Ziel zu ›springen‹, wenn Sie vom rechten zum linken Auge wechseln? Scheint es in der Richtung zu ›springen‹, in der Sie die Karte bewegt haben? In der umgekehrten Richtung? _____
_____

Vorgehensweise Teil 2

1. Wiederholen Sie die Vorgehensweise von Teil 1, aber halten Sie jedes Auge bedeckt, und zählen Sie bis fünf. Dies verursacht, daß der Test für ge-

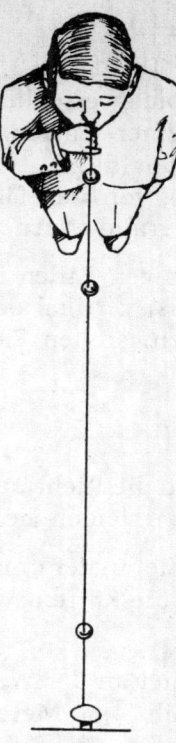

Abbildung 20a

ringfügige Phorien genauer wird, da die Tendenz, aus der Richtung ›abzuschweifen‹ bei längerer Bedeckungszeit erhöht ist.

2. Schien das Ziel nun noch auffälliger zu springen, oder waren Sie sich zum ersten Mal bewußt, daß es springt, als Sie die Augen länger bedeckt hielten? Schien sich das Ziel in dieselbe Richtung zu bewegen wie die Karte? In die entgegengesetzte Richtung der Karte? _____

Vorgehensweise Teil 3

1. Wiederholen Sie Teil 1 und 2, aber halten Sie das Ziel – wie beispielsweise die Spitze eines Federhalters – in einer Entfernung von ungefähr 40 Zentimeter vor die Augen, während Sie in einer Entfernung von ungefähr 1 Meter vor der Wand als Hintergrund sitzen.

Anmerkung: In einigen Fällen ist die Phorie (oder Bewegung des Ziels) vertikal oder diagonal. Wenn Sie dies beobachten, stellen Sie die Richtung des Sprungs fest.

Auswertung

1. Wenn das Ziel in die Richtung springt, in die Sie die Karte bewegen, leiden Sie an Exophorie.

2. Wenn sich das Ziel in der umgekehrten Richtung bewegt, wie Sie die Karte bewegen, leiden Sie an Esophorie.

3. Wenn Sie das Ziel an der Wand in einer Entfernung von ungefähr 4,50 Meter betrachten: wenn sich das Ziel weniger als 2,5 Zentimeter in eine Richtung bewegt – keine auffällige Phorie.

   Wenn sich das Ziel 2,5 bis 7,5 Zentimeter bewegt – leichte Phorie.

   Wenn sich das Ziel 7,5 bis 15 Zentimeter bewegt – mittelschwere Phorie.

   Wenn sich das Ziel 15 Zentimeter oder mehr bewegt – schwere Phorie.

4. Entfernung von 40 Zentimeter mit einer ungefähr 1 Meter entfernten Wand im Hintergrund: Wenn sich das Ziel 2,5 Zentimeter oder weniger bewegt – leichte Phorie (leichte Exophorie ist bei nahen Entfernungen normal).

Wenn sich das Ziel mehr als 2,5 Zentimeter bewegt – mittelschwere Phorie.

Wenn sich das Ziel 5 Zentimeter oder mehr bewegt – schwere Phorie.

Test 6: Suppression

Muskuläre Unausgewogenheiten und Fokussierungsschwächen können zu Suppression führen. Suppression ist ein Symptom, keine Ursache dieser Probleme. Wenn wir sie entdecken können, können wir verborgene Sehprobleme enthüllen. Wie wir wissen, ist Suppression eine Funktion des Gehirns.

Test für Suppression

Requisiten:
Ein Bindfaden von 3,60 Meter Länge. Drei Knöpfe, Dichtungsringe, Perlen, usw., die sich sicher, aber nicht zu fest an dem Faden befestigen lassen.

Brille:
Machen Sie die Übung erst ohne, dann mit Brille.

Kinder:
Gleiche Vorgehensweise wie bei Erwachsenen.

Vorgehensweise

1. Befestigen Sie ein Ende des Bindfadens an einem Türknopf. Befestigen Sie die Knöpfe in einer Entfernung von 15 Zentimeter, 45 Zentimeter und 1,20 Meter an dem Faden.

2. Setzen Sie sich so hin, daß der Faden leicht vom Türknopf nach oben zu Ihrer Nasenspitze hängt. Halten Sie den Faden straff gegen Ihre Nase. Beeinträchtigen Sie Ihre Sicht nicht mit Ihrer Hand.

151

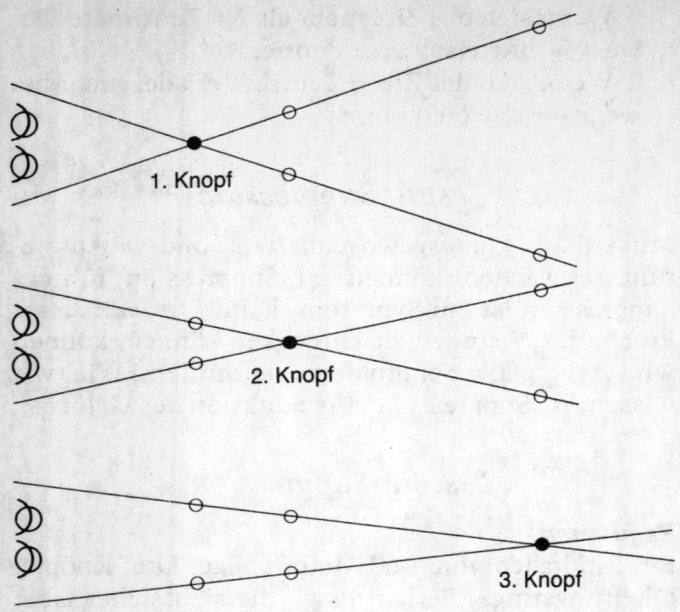

1. Knopf

2. Knopf

3. Knopf

Offene Kreise symbolisieren, daß die Knöpfe doppelt gesehen
werden, geschlossene, daß das Auge die Knöpfe fusioniert

Abbildung 20b

3. Benutzen Sie beide Augen, fixieren Sie Ihren
   Blick auf das Loch im ersten Knopf.

4. Sie sollten zwei Fäden sehen, die sich exakt im
   Loch des Knopfes kreuzen (siehe Abbildung 20 b).

5. Bemühen Sie sich, beide Augen exakt auf den
   Mittelpunkt des Loches zu fixieren.

6. Wenn sich der Faden vor dem Knopf kreuzt, sind
   Ihre Augen zu stark konvergent. Wenn sich der
   Faden hinter dem Knopf kreuzt, sind Ihre Augen
   zu wenig konvergent (divergent).

7. Schließen Sie Ihr rechtes Auge. Der Faden vor Ihrem linken Auge wird verschwinden. Schließen Sie Ihr linkes Auge. Der Faden vor Ihrem rechten Auge wird verschwinden.

8. Öffnen Sie beide Augen. Sind beide Fäden sichtbar? _____ Ist einer der Fäden weniger klar als der andere? _____ Welcher? _____ Verschwimmt einer der Fäden? _____ Welcher? _____ Verschwindet einer der Fäden vollständig? _____ Welcher? _____ Verschwinden die beiden Fäden abwechselnd? _____ Verschwindet das Ende eines Fadens oder der gesamte Faden? _____ Welcher? _____

9. Wiederholen Sie die Übung mit jedem Knopf, den Sie am Faden befestigt haben.

Auswertung

1. Hatten Sie Schwierigkeiten, die Fäden in den Löchern in den Knöpfen sich kreuzen zu sehen? _____

2. Haben Ihre Augen übermäßig konvergiert? Zu wenig konvergiert? _____

3. Bemerkten Sie vorübergehende, teilweise oder vollständige Suppresion Ihres linken Auges? _____ (Kreis 1) (Suppression des linken Auges zeigt sich durch das Verschwinden des gesamten rechten Fadens oder eines Teils von ihm.)

4. Bemerkten Sie vorübergehende, teilweise oder totale Suppression des rechten Auges? _____ (Kreis 1) (Suppression des rechten Auges zeigt sich durch das Verschwinden des ganzen linken Fadens oder eines Teils von ihm.)

153

5. Bemerkten Sie abwechselndes Verschwinden des linken und rechten Fadens oder der Fadenenden in der Nähe des Knopfes? _____

Test 7: Fusion

Der nachfolgende Text stellt eine einfache, aber außergewöhnlich gute Möglichkeit dar, Fusionsschwierigkeiten zu entdecken.

Test für Fusion

Requisiten:
Gedämpftes Licht oder eine Kerze, die so abgeblendet wird, daß die Lichtquelle sehr klein ist und zusätzliches Licht ausgeschaltet wird. Stellen Sie die Karte mit dem kleinen Loch vor das Licht, um es zu verkleiden.

Brille:
Machen Sie den Test zuerst mit, dann ohne Brille.

Kinder:
Gleiche Vorgehensweise wie Erwachsene.

Vorgehensweise Teil 1

1. Stellen Sie die gedämpfte Lichtquelle 4,5 Meter vor sich in einen vollkommen dunklen Raum.

2. Bedecken Sie Ihr linkes Auge. Fixieren Sie Ihren Blick auf das Licht. Zählen Sie bis zehn. Nehmen Sie die Bedeckung vom linken Auge. Bedecken Sie sofort das rechte Auge. Zählen Sie bis zehn.

3. Bedecken Sie abwechselnd jedes Auge eine Minute lang.

4. Wenn eine Minute um ist, schauen Sie mit beiden Augen in die Lichtquelle.

Vorgehensweise Teil 2

1. Wiederholen Sie den Test, wobei die Lichtquelle 35 Zentimeter vor Ihren Augen entfernt steht.

Auswertung

1. Wenn Sie in einem vollkommen dunklen Raum nach einer Minute langsamer, abwechselnder Bedeckung der Augen in die kleine, gedämpfte Lichtquelle schauen:

Sehen Sie vorübergehend zwei Lichter, wenn Sie das Ziel schließlich mit beiden Augen anschauen? _____

Verschmelzen beide Lichter sehr schnell oder sofort in ein Bild? _____Wenn dem so ist, haben Sie keine Fusionsprobleme.

Verschmelzen die beiden Lichter erst nach einigen Sekunden? Hatten Sie Mühe, Fusion zu erzielen? _____ Wenn dem so ist, haben Sie Fusionsprobleme. Verschwindet eines der beiden Lichter, bevor die beiden verschmelzen? _____ Wenn dem so ist, ist dies ein Zeichen für Suppression, und Sie haben eine schwache Fusionsfähigkeit.

Bleiben die beiden Lichter mehr als zwei Sekunden lang getrennt? _____ Wenn dem so ist, haben Sie konkrete Fusionsprobleme.

Anmerkung: Je länger Sie Ihre Augen abwechselnd bedecken, um so wahrscheinlicher können Sie Probleme entdecken. Darüber hinaus enthüllt dieser Test noch mehr, wenn Sie ihn unter ›Ermüdungserscheinungen‹ durchführen. Vollständige Dunkelheit

155

und eine gedämpfte, kleine Lichtquelle sind notwendig, damit dieser Test funktioniert. Noch aufschlußreicher ist es, wenn Sie irgendeine farbige, durchsichtige Plastikscheibe oder Folie vor ein Auge halten (z. B. farbiges Zellophan).

Test 8: Schwachsichtigkeit

Bei Schwachsichtigkeit oder Amblyopie besitzt ein Auge eine weniger scharfe Sicht als das andere. Es gibt dafür verschiedene Ursachen und Schweregrade. Schwere Amblyopie kann zu einem irreversiblen Mißbrauch des Auges führen. Schwache Ampblyopie ist gewöhnlich reversibel. Schwachsichtigkeit entwickelt sich oft aufgrund von Suppression. Beide Probleme werden durch Übungen gelindert, die die binokularen Fähigkeiten verbessern. Darüber hinaus sind Übungen für das stärkere Auge wesentlich, um die möglichen, schädlichen Wirkungen seiner einseitigen Belastung zu vermeiden.

Test für Schwachsichtigkeit

Requisiten:
Sehtest-Faltkarte.

Brille:
Setzen Sie Ihre Brille auf, wenn Sie sie für die Fernsicht brauchen.

Kinder:
Benutzen Sie den Bildertest (Faltkarte).

<u>Vorgehensweise</u>

1. Befestigen Sie den Sehtest in Augenhöhe an der Wand.

156

2. Stellen Sie sich mindestens in ca. 4,5 Meter Entfernung vor die Karte, so daß der größte Teil des Sehtests deutlich zu erkennen ist.

3. Bedecken Sie das linke Auge.

4. Achten Sie darauf, wie viele Zeilen / Buchstaben von oben nach unten deutlich zu erkennen sind.

5. Bedecken Sie das rechte Auge.

6. Achten Sie darauf, wie viele Zeilen / Buchstaben von oben nach unten deutlich zu erkennen sind.

Anmerkung: Verkehrte Brillen können scheinbare Schwachsichtigkeit vortäuschen. Finden Sie heraus, ob Sie tatsächlich schwachsichtig sind – kurzsichtige Menschen sollten diesen Test in einer Entfernung von ca. 1,8 Meter wiederholen.

Auswertung

1. Wenn die Sicht des einen Auges bei zwei Zeilen (oder mehr) schlechter ist als beim anderen, ist dieses Auge wahrscheinlich stark schwachsichtig. Anmerkung: Diese Auswertung für Amblyopie (Punkt 1 bis 3) erfordert den Gebrauch von einer richtigen Brille. Die unterschiedliche Sicht beider Augen kann auch ein Signal für die Notwendigkeit einer neuen Brille sein, ohne daß Amblyopie vorhanden ist.

2. Ist die Sicht eines Auges bei vier Buchstaben oder mehr schlechter als beim anderen, leiden Sie unter geringfügiger Schwachsichtigkeit.

3. Wenn ein Auge mangelnde Fokussierungsfähigkeit besitzt und die Buchstaben weniger hell oder scharf sieht als das andere, entwickeln Sie Schwachsichtigkeit.

4. Mein _____ Auge sieht weniger scharf als mein _____ Auge.

5. Mein ›schwächeres‹ Auge sieht _____ Zeilen oder _____ Buchstaben weniger als mein ›starkes‹ Auge.

Test 9: Astigmatismus

Wenn wir einen Astigmatismus berechnen, messen wir den Gesamteffekt sowohl des Hornhaut- als auch Linsenastigmatismus. Die meisten Menschen leiden an einem Hornhautastigmatismus. Gewöhnlich ist er bei jedem Menschen gleich. Die Norm ist − 0,50 Achse 180 Grad. Der Hornhautastigmatismus kann sich auf jeder Achse über der Hornhaut befinden. Wir benutzen eine Sonnenuhrtabelle, um Astigmatismus aufzudecken, da sie die Lage und den Winkel unserer Gesamtwölbung sehr genau wiedergibt.

Test für Astigmatismus

Requisiten:
Sonnenuhrtabelle auf Seite 159.

Brille:
Benutzen Sie keine Brille.

Kinder:
Gleiche Vorgehensweise wie bei Erwachsenen.

Vorgehensweise

1. Halten Sie die Grafik soweit wie möglich von Ihren Augen entfernt. Bewegen Sie sie nun langsam auf sich zu, bis mindestens einige Linien dunkel und relativ klar sind.

Astigmatismus-Sonnenuhr

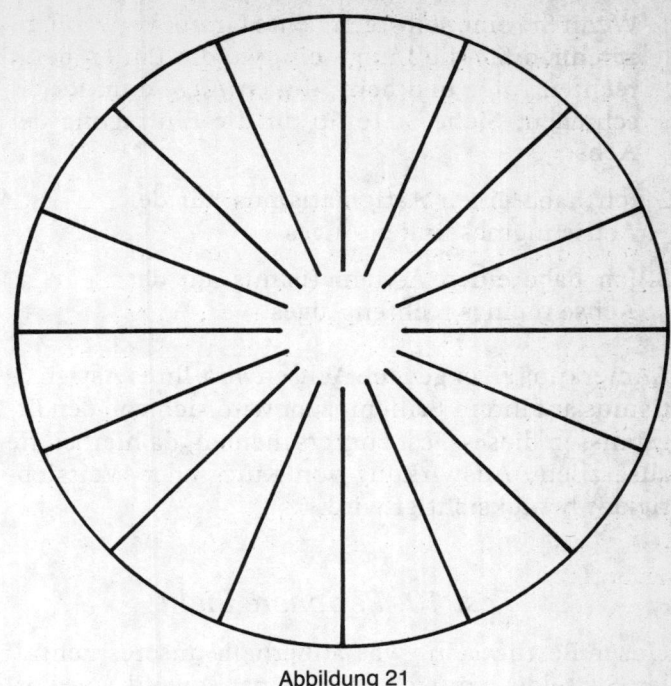

Abbildung 21

2. Blicken Sie gerade auf die Grafik. Bedecken Sie das linke Auge.

3. Sind einige der Linien dunkler oder verschwommener als die übrigen? _____

4. Drehen Sie die Grafik um 90 Grad. Die dunklen Linien sollten sich an derselben Stelle befinden wie zuvor.

5. Wiederholen Sie den Test, wobei Sie das rechte Auge bedecken.

Auswertung

1. Wenn Sie eine selbstgemachte Grafik verwenden, zeichnen Sie die Linien ein, wo die Linien beim rechten Auge und beim linken Auge dunkler erschienen. Siehe Seite 56 für die Eintragung der Achse.

2. Ich habe einen Astigmatismus auf der _____ Achse meines linken Auges.

3. Ich habe einen Astigmatismus auf der _____ Achse meines rechten Auges.

Anmerkung: Der genaue Achsenwert Ihres Astigmatismus auf Ihrem Brillenrezept wird sich von den Ergebnissen dieses Tests unterscheiden, da hierbei die zusätzliche Auswirkung von Kurz- oder Weitsichtigkeit berücksichtigt wird.

Test 10: Periphere Sicht

Unser Bewußtsein, was außerhalb unseres zentralen Sehfeldes vor sich geht, hängt sowohl von körperlichen als auch psychologischen Faktoren ab. Manche Menschen haben eine begrenzte periphere Wahrnehmung, da sie psychologisch dazu neigen, nicht aufzunehmen, was um sie herum vor sich geht. Andere wiederum sind womöglich so fixiert-zentral orientiert, daß sie ihren Blick nicht verändern, um periphere Bilder aufzunehmen. Es gibt Menschen, die ein begrenztes Wahrnehmungsfeld haben, da sie strukturelle Probleme im Inneren des Auges haben. Dies sind Fälle für eine gründliche, medizinische Untersuchung. Wenn Sie glauben, daß Sie in Ihrem peripheren Feld die Sicht verlieren, sollten Sie einen Arzt aufsuchen!

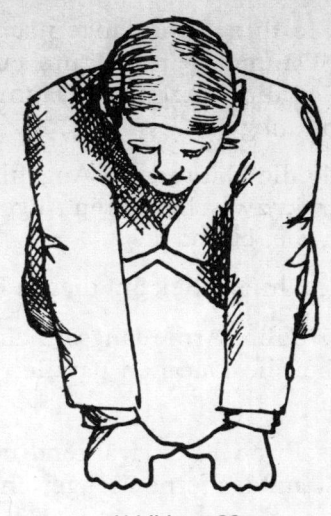

Abbildung 22

Test für periphere Sicht

Requisiten:
Keine.

Brille:
Setzen Sie Ihre Brille auf, wenn Sie müssen, aber das Brillengestell kann Ihr Sehspektrum beeinträchtigen. Versuchen Sie den Test ohne Brille zu machen.

Kinder:
Gleiche Vorgehensweise wie Erwachsene.

Vorgehensweise

1. Stellen Sie sich aufrecht hin, und konzentrieren Sie sich auf einen Gegenstand in Augenhöhe, der ungefähr 4,50 Meter entfernt ist.

2. Strecken Sie Ihre Arme lange nach vorne aus, wobei die Daumen parallel zum Fußboden zeigen und sich die Spitzen der Daumen berühren (siehe Abbildung 22).

3. Bringen Sie die Daumen in Augenhöhe, so daß sie sich direkt zwischen Ihren Augen und Ihrem entfernten Ziel befinden.

4. Fixieren Sie Ihren Blick auf diesen Punkt.

5. Bewegen Sie Ihre Arme langsam zurück auf die Seite, wobei die Daumen parallel zum Fußboden zeigen.

6. Halten Sie Ihren Blick während der gesamten Übung fest auf das ferne Ziel gerichtet.

7. Wackeln Sie mit Ihren Daumen.

8. Bewegen Sie Ihre Arme weiterhin zur Seite, bis Sie Ihre wackelnden Daumen nicht mehr sehen oder wahrnehmen können.

9. Heben Sie Ihre Arme nun wieder langsam nach vorne, wobei Sie mit den Daumen wackeln, bis Sie sie gerade zu erkennen beginnen. Unsere periphere Wahrnehmung ist für Bewegung am weitesten. (Formen und danach Farben sind in einem kleineren Feld sichtbar. Rot, Blau und danach Grün werden sichtbar.)

10. Stop. Achten Sie auf die Haltung Ihrer Arme und die Stelle, wo sich Ihre Daumenspitzen befinden. Die Sehfähigkeit auf der rechten und linken Seite kann unterschiedlich sein.

11. Wiederholen Sie diesen Prozeß so lange, bis Sie die äußeren Grenzen Ihres Horizonts bestimmt haben.

12. Heben und senken Sie Ihre Arme, wobei sie voll ausgestreckt sind, um Ihre periphere Wahrnehmung in einem wahrhaft globalen Umkreis zu erforschen.

<u>Auswertung</u>

1. Haben Sie festgestellt, daß Ihr Horizont mit etwas Übung größer wurde? _____

2. Hatten Sie auf einem Auge eine größere periphere Wahrnehmung als auf dem anderen? _____

3. Zeichnen Sie den Bogen auf, der Ihren Horizont beschreibt.
Zum Beispiel:

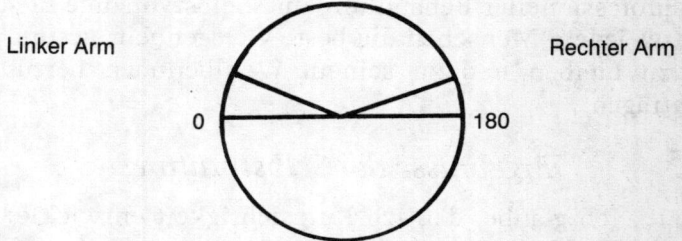

Anmerkung: Denken Sie daran, daß die Nase die ›innere‹ Grenze Ihres Sehfeldes blockiert und eine eingebaute Sehfeldbegrenzung darstellt.

Vergleich der Selbstprüfungstests und Sehstiltests

Nun, wo Sie die Selbstprüfungstests ausgeführt haben, sind Sie bereit, die Ergebnisse dieser Tests mit der Information zu vergleichen, die Sie im Kapitel über den Sehstil gewonnen haben. Das Ergebnis ergibt ein detailliertes Bild Ihrer gegenwärtigen und

163

potentiellen Sehprobleme. Indem Sie Ihre speziellen Schwächen und Gewohnheiten bestimmen, können Sie das Sehtrainingsprogramm auswählen, das Ihren Bedürfnissen gerecht wird. Jeder von uns braucht kombinierte Übungen, die verschiedene Bereiche abdecken, wie Kurzsichtigkeit und übermäßige Konvergenz oder Schwachsichtigkeit und Fusion.

Obwohl dieser Vergleich nicht dazu gedacht ist, Ihnen ein vollständiges Sichtprofil zu verleihen, können Sie beginnen, richtig für Ihre Augen vorzusorgen, wenn Sie über das grundlegende Wesen Ihrer Sicht und Ihres speziellen Sehstils informiert sind. Keiner sollte versuchen, selbst an sich herumzudoktern – aber umgekehrt sollte auch niemand völlig auf Selbstvorsorge verzichten. Eine Verbindung von professioneller Behandlung und Selbstvorsorge bietet jedem Menschen die beste Gelegenheit, gesund zu bleiben und zu seinem Wohlbefinden beizutragen.

Ergebnisse der Selbstprüfung

1. Ich glaube, daß ich Kurzsichtigkeit entwickle: Ja / Nein

2. Ich bin kurzsichtig: Ja / Nein

3. Ist ein Auge kurzsichtiger als das andere? Welches?_____

4. Ich glaube, ich leide an jugendlicher Weitsichtigkeit: Ja / Nein

5. Ich glaube, ich leide an fortschreitender Weitsichtigkeit: Ja / Nein

6. Ich glaube, ich leide an Presbyopie: Ja / Nein

7. Ist ein Auge weitsichtiger als das andere? Welches?_____

8. Ich glaube, ich leide an geringfügiger Schwachsichtigkeit: Ja / Nein

9. Ich glaube, ich leide an starker Schwachsichtigkeit: Ja / Nein

10. Ich glaube, ich leide an Astigmatismus im linken Auge: Ja / Nein

11. Ich glaube, ich leide an Astigmatismus im rechten Auge: Ja / Nein

12. Ich glaube, ich leide an Exophorie: Ja / Nein

13. Ich glaube, ich leide an Esophorie: Ja / Nein

14. Ich glaube, ich benutze mein _____ Auge für nahsichtige Arbeiten mehr als mein _____ Auge. Dieses Auge steht deshalb unter Streß: Ja / Nein

15. Ich glaube, daß ich mein _____ Auge für Fernsicht mehr benutze als mein _____ Auge. Aus diesem Grund steht dieses Auge unter Streß: Ja / Nein

16. Ich scheine (keine), (mittelmäßige), (vorübergehende), (starke), (teilweise) Suppression zu haben. Diese besteht in meinem _____ Auge (abwechselnd in beiden Augen).

17. Ich scheine an (leichten), (mittelmäßigen), (schweren) Fusionsproblemen zu leiden.

18. Ich glaube, ich neige zu übermäßiger Konvergenz: Ja / Nein
Zu schwacher Konvergenz: Ja / Nein

19. Ich glaube, daß meine periphere Wahrnehmung (gut), (mittelmäßig), (begrenzter, als mir lieb ist) ist.

Ergebnisse des Sehstils

1. Ich glaube, daß ich von erhöhter Konzentration und zentraler Fokussierung profitieren werde: Ja / Nein

2. Ich glaube, daß es von Vorteil für mich ist, wenn ich meinen übertrieben zentrierten Sehstil entspanne: Ja / Nein

3. Ich glaube, daß ich mir bewußter werden muß, was um mich herum vor sich geht: Ja / Nein

4. Meine Augen ermüden leicht. Ich muß sie stärken und meine Ausdauer erhöhen: Ja / Nein

Vergleich der Ergebnisse

Unter Berücksichtigung all dessen, was Sie aus dem Sehstil- und Selbstprüfungstest erfahren haben, überprüfen Sie nun die folgenden Übungskategorien, von denen Sie glauben, daß sie in Ihr Sehtrainingsprogramm aufgenommen werden sollten:

1. Visualisation / Entspannungsübungen

2. Vorsorgeübungen für Kurzsichtigkeit

3. Vorsorgeübungen für Weitsichtigkeit

4. Übungen für die allgemeine Fokussierungsflexibilität

5. Schwachsichtigkeitsübungen

6. Übungen für übertriebene Konvergenz

7. Übungen für ungenügende Konvergenz

8. Fusionsübungen

9. Übungen für periphere Wahrnehmung

10. Übungen für die Wahrnehmung im zentralen Sehfeld

11. Spezielle Übungen für die Verbesserung der Lernfähigkeit und Konzentration

Indem Sie diese Richtlinien benutzen, sind Sie bereit, mit Ihrem Sehtraining zu beginnen. Wir haben ein Beispieltrainingsprogramm für alle Hauptbereiche zusammengestellt. Wenn Sie zwei oder drei Programme kombinieren wollen, lassen Sie doppelte Übungen aus und befolgen ansonsten die Anleitungen, wie nachfolgend beschrieben.

6. Kapitel

Trainingsprogramme

In diesem Kapitel werden die Grundsehtrainings-
programme für Kurzsichtigkeit und Weitsichtigkeit
plus Ergänzungsprogramme für die Behandlung von
Suppression, Schwachsichtigkeit, übertriebene oder
mangelnde Konvergenz und Astigmatismus dargestellt. Jeder tägliche Übungsplan erfordert ungefähr
eine halbe Stunde Zeit. Zu Beginn des Programms
lesen Sie den Wochenplan durch, suchen die Übungen in den folgenden Kapiteln und bereiten die Requisiten und Tabellen vor, die Sie bei den jeweiligen
Übungen brauchen. Denken Sie daran, Ihre ausgeschnittenen Ziele und Grafiken auf Karton zu kle-
ben, so daß Sie leichter mit ihnen arbeiten können.
Machen Sie sich mit der Struktur und Absicht der
Übungen vertraut. Sie können die Programme ab-
wandeln, wenn Sie das Gefühl haben, daß Sie für
eine bestimmte Übung mehr Zeit brauchen oder
nicht bereit sind, eine herausfordernde Übung bereits jetzt zu machen. Die Programme sind so aufge-
baut, daß sie eine ausreichende Wiederholung der
individuellen Vorgehensweisen ermöglichen. Sie
können so neue Aufgaben meistern und die Verbesserung Ihrer Sehschärfe messen. Wenn Sie nicht
genug Zeit erübrigen können, um ein ganzes Programm durchzuführen, planen Sie die Übungen, die
Sie auswählen, so daß Sie mit ihnen vertraut wer-

den. Wiederholen Sie sie häufig. Erhöhen Sie die Dauer und Entfernungen wie vorgeschlagen, um Ihre Sehfähigkeiten zu erweitern. Wenn Sie der Meinung sind, daß bestimmte Übungen leicht sind, müssen Sie sich nicht auf sie konzentrieren.

Hinzufügen von Ergänzungsübungen

Wenn Sie daran interessiert sind, Übungen in den Vordergrund zu stellen, die dazu dienen, Schwachsichtigkeit, Suppression, Astigmatismus oder allgemeine Phorien zu überwinden, folgen Sie den Anleitungen am Ende dieses Kapitels. Da die meisten von uns kurz- oder weitsichtig sind, wenn Sie an diesen zusätzlichen Sehproblemen leiden, können wir die Anleitung für das Grundprogramm benutzen, das für unseren bestimmten Brechungsfehler geeignet ist. Dann können wir es erweitern, indem wir die Übungen hinzunehmen, die sich mit unserem zusätzlichen Sehproblem beschäftigen.

Programmvorschlag für Kurzsichtigkeit

Erste Woche

Befolgen Sie die Anleitungen bezüglich Entfernung und Zeit in der Übung. Machen Sie die Übung ohne Brille, wie auf Seite 64 bis 70 vorgeschlagen wurde.

1. Tag:

Aufwärmübungen:
Visualisationsübung Nummer 1

Übungen:
1. Übung zur Fokussierungsflexibilität: Nummer 1, Nummer 2, Nummer 4

2. Übung für muskuläre Unausgewogenheiten: Nummer 5

3. Zentral / periphere Übung: Nummer 1

4. Augenbewegungsübung: Nummer 1

2. Tag:

Aufwärmübungen:
Visualisationsübung Nummer 1

Übungen:
1. Übung zur Fokussierungsflexibilität: Nummer 1, Nummer 2, Nummer 4, Nummer 5

2. Übung für muskuläre Unausgewogenheiten: Nummer 2

3. Zentral / periphere Übung: Nummer 1

4. Augenbewegungsübung: Nummer 1

3. Tag:

Aufwärmübungen:
Visualisationsübung Nummer 1, Nummer 2

Übungen:
1. Übung zur Fokussierungsflexibilität: Nummer 3 – Teil 1 und 2, Nummer 5, Nummer 6a

2. Übung für muskuläre Unausgewogenheiten: Nummer 1 – Teil 1 und 2, Nummer 2

3. Übung für zentral / periphere Wahrnehmung: Nummer 1

4. Tag:

Aufwärmübungen:
Visualisationsübung Nummer 1, Nummer 2
170

Übungen:

1. Übung zur Fokussierungsflexibilität: Nummer 3
   − Teil 1 und 2, Nummer 5, Nummer 6a

2. Übung für muskuläre Unausgewogenheiten:
   Nummer 1 − Teil 1 und 2, Nummer 4

3. Augenbewegungsübung: Nummer 2

5. Tag:

Aufwärmübungen:
Visualisationsübung Nummer 1, Nummer 3

Übungen:

1. Übung zur Fokussierungsflexibilität: Nummer 4,
   Nummer 5

2. Übung für muskuläre Unausgewogenheiten:
   Nummer 1 − Teil 2 und 3, Nummer 5

3. Übung für zentral / periphere Wahrnehmung:
   Nummer 1

4. Augenbewegungsübung: Nummer 2

6. Tag:

Aufwärmübungen:
Visualisationsübung Nummer 1, Nummer 3

Übungen:

1. Übung zur Fokussierungsflexibilität: Nummer 1,
   Nummer 2

2. Übung für muskuläre Unausgewogenheiten:
   Nummer 1 − Teil 2 und 3, Nummer 3, Nummer 5

3. Übung für zentral / periphere Wahrnehmung:
   Nummer 1

7. Tag:

Wiederholen Sie die Übungen der Woche, die Ihnen Schwierigkeiten gemacht haben.

Zweite Woche

Wiederholen Sie die Übungen der ersten Woche. Befolgen Sie die Anleitungen bezüglich Zeit und Entfernung in den Übungen. Machen Sie die Übungen ohne Brille.

Dritte Woche

1. Tag:

Aufwärmübungen:
Visualisationsübung Nummer 1, Nummer 2

Übungen:
1. Übung zur Fokussierungsflexibilität: Nummer 2, Nummer 4, Nummer 6a

2. Übung für muskuläre Unausgewogenheiten: Nummer 2, Nummer 6

3. Übung für zentral / periphere Wahrnehmung: Nummer 2

4. Augenbewegungsübung: Nummer 1

2. Tag:

Aufwärmübungen:
Visualisationsübung Nummer 1, Nummer 2

Übungen:
1. Übung zur Fokussierungsflexibilität: Nummer 2, Nummer 4

172

2. Übung für muskuläre Unausgewogenheiten:
Nummer 1 – Teil 3 und 4, Nummer 2, Nummer 6

3. Übung für zentral / periphere Wahrnehmung:
Nummer 2

4. Augenbewegungsübung: Nummer 1

3. Tag:

Aufwärmübungen:
Visualisationsübung Nummer 1, Nummer 2

Übungen:
1. Übung zur Fokussierungsflexibilität: Nummer 1,
Nummer 3, Nummer 5

2. Übung für muskuläre Unausgewogenheiten:
Nummer 1 – Teil 3 und 4, Nummer 3, Nummer 5

3. Augenbewegungsübung: Nummer 2

4. Tag:

Aufwärmübungen:
Visualisationsübung Nummer 1, Nummer 3

Übungen:
1. Übung zur Fokussierungsflexibilität: Nummer 4,
Nummer 5, Nummer 6a

2. Übung für muskuläre Unausgewogenheiten:
Nummer 1 – Teil 4 und 5, Nummer 2, Nummer 3

3. Übung für zentral / periphere Wahrnehmung:
Nummer 2

5. Tag:

Aufwärmübungen:
Visualisationsübung Nummer 1, Nummer 3

Übungen:
1. Übung zur Fokussierungsflexibilität: Nummer 4, Nummer 5

2. Übung für muskuläre Unausgewogenheiten: Nummer 1 – Teil 4 und 5, Nummer 3 – Divergenz, Nummer 4, Nummer 5

3. Augenbewegungsübung: Nummer 2

6. Tag:

Aufwärmübungen:
Visualisationsübung Nummer 1, Nummer 3

Übungen:
1. Übung zur Fokussierungsflexibilität: Nummer 6a

2. Übung für muskuläre Unausgewogenheiten: Nummer 1 – Teil 4 und 5, Nummer 3, Nummer 4, Nummer 6

3. Übung für zentral/periphere Wahrnehmung: Nummer 2

7. Tag:

Wiederholen Sie die Übungen, die Ihnen Spaß gemacht haben oder an denen Sie noch arbeiten müssen.

Vierte Woche

Wiederholen Sie Woche 3. Befolgen Sie die Anleitungen bezüglich Zeit und Entfernung in den Übungen. Machen Sie die Übungen ohne Brille.

Weitsichtigkeit

<u>Erste Woche</u>

<u>1. Tag</u>:

Aufwärmübungen:
Visualisationsübung Nummer 1

Übungen:
1. Übung zur Fokussierungsflexibilität: Nummer 1, Nummer 2

2. Übung für muskuläre Unausgewogenheiten: Nummer 2, Nummer 5

3. Übung für zentral / periphere Wahrnehmung: Nummer 1

4. Augenbewegungsübung: Nummer 1

<u>2. Tag</u>:

Aufwärmübungen:
Visualisationsübung Nummer 1

Übungen:
1. Übung zur Fokussierungsflexibilität: Nummer 1, Nummer 6b

2. Übung für muskuläre Unausgewogenheiten: Nummer 2, Nummer 4

3. Übung für zentral / periphere Wahrnehmung: Nummer 1

4. Augenbewegungsübung: Nummer 1

<u>3. Tag</u>:

Aufwärmübungen:
Visualisationsübung Nummer 1, Nummer 2

Übungen:

1. Übung zur Fokussierungsflexibilität: Nummer 2, Nummer 3, Nummer 5

2. Übung für muskuläre Unausgewogenheiten: Nummer 3, Nummer 5

3. Übung für zentral / periphere Wahrnehmung: Nummer 3

4. Augenbewegungsübung: Nummer 2

4. Tag:

Aufwärmübungen:
Visualisationsübung Nummer 1, Nummer 2

Übungen:

1. Übung zur Fokussierungsflexibilität: Nummer 3, Nummer 5

2. Übung für muskuläre Unausgewogenheiten: Nummer 1 – Teil 1 und 2, Nummer 3

3. Übung für zentral / periphere Wahrnehmung: Nummer 3, Nummer 4

5. Tag:

Aufwärmübungen:
Visualisationsübung Nummer 1, Nummer 3

Übungen:

1. Übung zur Fokussierungsflexibilität: Nummer 3, Nummer 5, Nummer 6b

2. Übung für muskuläre Unausgewogenheiten: Nummer 1 – Teil 1 und 2, Nummer 4

3. Übung für zentral / periphere Wahrnehmung: Nummer 4

4. Augenbewegungsübung: Nummer 2

6. Tag:

Aufwärmübungen:
Visualisationsübung Nummer 1, Nummer 3

Übungen:
1. Übung zur Fokussierungsflexibilität: Nummer 3, Nummer 6b

2. Übung für muskuläre Unausgewogenheiten: Nummer 2, Nummer 5, Nummer 6

3. Übung für zentral / periphere Wahrnehmung: Nummer 4

7. Tag:

Wiederholen Sie die Übungen dieser Woche, die Ihnen Schwierigkeiten bereitet haben.

Zweite Woche

Wiederholen Sie Woche 1. Befolgen Sie die Anleitungen bezüglich Entfernung und Zeit, wie in den Übungen beschrieben.

Dritte Woche

Befolgen Sie die Anleitungen in den Übungen bezüglich Zeit und Entfernung. Machen Sie die Übungen ohne Brille, wie auf Seite 64 bis 70 vorgeschlagen wurde.

1. Tag:

Aufwärmübungen:
Visualisationsübung Nummer 1, Nummer 2

Übungen:
1. Übung zur Fokussierungsflexibilität: Nummer 3, Nummer 5, Nummer 6b

2. Übung für muskuläre Unausgewogenheiten: Nummer 2, Nummer 4, Nummer 6

3. Übung für zentral / periphere Wahrnehmung: Nummer 3

4. Augenbewegungsübung: Nummer 1

2. Tag:

Aufwärmübungen:
Visualisationsübung Nummer 1, Nummer 2

Übungen:
1. Übung zur Fokussierungsflexibilität: Nummer 2, Nummer 5

2. Übung für muskuläre Unausgewogenheiten: Nummer 1 – Teil 3 und 4, Nummer 2, Nummer 6

3. Übung für zentral / periphere Wahrnehmung: Nummer 3

4. Augenbewegungsübung: Nummer 2

3. Tag:

Aufwärmübungen:
Visualisationsübung Nummer 1, Nummer 2

Übungen:
1. Übung zur Fokussierungsflexibilität: Nummer 1, Nummer 3

2. Übung für muskuläre Unausgewogenheiten: Nummer 1 – Teil 3 und 4, Nummer 2, Nummer 3 – Konvergenz

3. Übung für zentral / periphere Wahrnehmung: Nummer 3, Nummer 4

4. Tag:

Aufwärmübungen:
Visualisationsübung Nummer 1, Nummer 3

Übungen:
1. Übung zur Fokussierungsflexibilität: Nummer 3, Nummer 6b

2. Übung für muskuläre Unausgewogenheiten: Nummer 3, Nummer 4, Nummer 5

3. Übung für zentral / periphere Wahrnehmung: Nummer 1, Nummer 4

5. Tag:

Aufwärmübungen:
Visualisationsübung Nummer 1, Nummer 3

Übungen:
1. Übung zur Fokussierungsflexibilität: Nummer 1, Nummer 2, Nummer 3

2. Übung für muskuläre Unausgewogenheiten: Nummer 1 – Teil 5, Nummer 3, Nummer 5

3. Augenbewegungsübungen: Nummer 1

6. Tag:

Aufwärmübungen:
Visualisationsübung Nummer 1, Nummer 3

Übungen:
1. Übung zur Fokussierungsflexibilität: Nummer 2, Nummer 5

2. Übung für muskuläre Unausgewogenheiten: Nummer 1 – Teil 5, Nummer 3, Nummer 6

3. Übung für zentral / periphere Wahrnehmung: Nummer 3

7. Tag:

Wiederholen Sie die Übungen, die Ihnen während dieser Woche Schwierigkeiten bereitet haben.

Vierte Woche

Wiederholen Sie Woche 3. Befolgen Sie die Anleitungen in den Übungen bezüglich Zeit und Entfernung. Machen Sie die Übungen ohne Brille.

Ergänzungsprogramm

Sehstörungen wie Suppression, Schwachsichtigkeit, muskuläre Unausgewogenheiten und Fusionszusammenbruch sind gewöhnlich mit Brechungsfehlern verbunden. Mehrschichtige Probleme wie Kurz- oder Weitsichtigkeit und Schwachsichtigkeit oder Kurzsichtigkeit und Exophorie sind relativ häufig. Aus diesem Grund wollen Sie sicherlich Ihr Grundprogramm so zusammenstellen, daß es Ihren Brechungsfehler plus die Trainingsübungen berücksichtigt, die besonders effektiv für die zusätzlichen Probleme sind. Nachfolgend finden Sie eine Liste der Übungen, die Sie Ihrem Grundprogramm hinzufügen oder auf die Sie Ihre Betonung legen sollten, wenn Sie an zusätzlichen Sehproblemen leiden.

Suppressionsprobleme / Schwachsichtigkeit Fusionsprobleme

Anmerkung: Tragen Sie über dem mehr oder weniger schwachsichtigen Auge während des Vier-Wochen-Programms für etwa eine oder zwei Stunden am Tag eine Augenklappe. Benutzen Sie sie, während Sie:

180

- lesen
- fernsehen
- die Fokussierungsflexibilitäts-Übung Nummer 1 machen
- die Augenbewegungsübungen 1 und 2 machen
- Spiele und Aktivitäten machen, die Nahsicht erfordern

Übungen

1. Übung zur Fokussierungsflexibilität: Nummer 5

2. Übung für muskuläre Unausgewogenheiten: Nummer 1 – alle Teile, Nummer 3, Nummer 4, Nummer 5, Nummer 6

3. Übung für zentral / periphere Wahrnehmung: Nummer 3

Konvergenzprobleme
(übermäßige oder mangelnde Konvergenz) und Phorien

Übungen

1. Übung zur Fokussierungsflexibilität: Nummer 5

2. Übung für muskuläre Unausgewogenheiten: alle Übungen

Astigmatismus

Übungen

1. Übung für zentral / periphere Wahrnehmung: Nummer 2, Nummer 3

2. Übung zur Fokussierungsflexibilität: Nummer 2, Nummer 5

3. Übung für muskuläre Unausgewogenheiten: Nummer 3, Nummer 4

Weiterführende Programme

Wenn Sie das vollständige vierwöchige Programm erst einmal durchlaufen haben, sind Sie bereit, zu einem regelmäßigen Übungsplan überzugehen. Als allgemeine Regel sollten Sie Ihre weiterführenden Übungen am Grad Ihrer Sehprobleme messen. Diejenigen, die an fortschreitender Kurzsichtigkeit, Weitsichtigkeit oder starker Schwachsichtigkeit oder extremer Suppression und Fusionsproblemen leiden, müssen das Training weiterhin fleißig üben. Diejenigen, die mäßige Sehstörungen haben, können ihr Programm auf eine einmalige Übung in der Woche reduzieren. Sie müssen Ihre eigenen Bedürfnisse einschätzen. Wenn Sie jedoch feststellen, daß Ihre Sehschärfe abnimmt, nachdem Sie ein weiterführendes Programm absolviert haben, sollten Sie Ihr Training verstärken oder noch einmal die Übungen von Woche 1 des Originalprogramms wiederholen.

Allgemeine Richtlinien

1. Wählen Sie sechs Übungen aus, die Ihnen gefallen und die Sie herausfordern.

2. Nehmen Sie sich mindestens zweimal eine halbe Stunde pro Woche Zeit, um diese Übungen zu praktizieren.

3. Erhöhen Sie ständig die Zeit und Entfernung, damit die Übungen ihren Reiz behalten.

4. Integrieren Sie die Prinzipien des Sehtrainings in Ihre täglichen Sehgewohnheiten.

■ Machen Sie Kurzvisualisationsübungen, wann immer dies möglich ist, um die Entspannung und Flexibilität der Augen zu fördern.

■ Werden Sie sich Ihres Sehstils bewußt, und halten Sie nach speziellen Umständen Ausschau, in denen Sie ihn verbessern können. Machen Sie es sich zur Gewohnheit, auf Details zu achten oder allgemeine Panoramen wahrzunehmen.

■ Wann immer es möglich ist, machen Sie die Übungen zur Fokussierungsflexibilität. Wenn Sie in einem Raum sitzen und Zeit totschlagen müssen, praktizieren Sie den Wechsel der Fokussierung von nah auf fern, testen Ihre Fähigkeit, die Intensität der Fokussierung oder die Entspannung mit geschlossenen Augen aufrechtzuerhalten.

■ Machen Sie sich eine gute Sehvorsorge zur Gewohnheit. Ermüden Sie Ihre Augen nicht. Setzen Sie sich in gut beleuchtete Räume, wenn Sie lesen.

■ Machen Sie mindestens einmal im Jahr das vollständige vierwöchige Programm. Sehvorsorge ist eine lebenslange Aufgabe.

■ Unterziehen Sie sich gründlichen, regelmäßigen, professionellen Augenuntersuchungen.

5. Machen Sie es zu einem regelmäßigen Teil Ihrer täglichen Aktivitäten, Zeit ohne Brille zu verbringen.

Anmerkungen zur Augenvorsorge

Obwohl sich dieses Buch an diejenigen wendet, die bereits bestehende oder sich entwickelnde Augenprobleme haben, können diejenigen, die mit einer guten Sehfähigkeit gesegnet sind, das Sehtraining dazu verwenden, ihre Augen in Topform zu halten. Alle Studenten und Menschen, die visuell anstrengende Berufe haben, wie auch Erwachsene über 40 Jahre sind die vorrangigen Kandidaten für dieses Training. Dies sind die Bedingungen und Altersstufen, wo sich Augenprobleme entwickeln können, wenn man keine vorbeugenden Maßnahmen einleitet.

Vorschläge:

1. Machen Sie alle drei Visualisationsübungen mindestens einmal in der Woche.

2. Machen Sie aus jeder Grundkategorie eine Übung: Fokussierungsflexibilität, muskuläre Unausgewogenheiten, zentral / periphere Wahrnehmung und Augenbewegungen – einmal pro Woche.

3. Lesen und beschäftigen Sie sich mit dem Abschnitt über die Auswertung im Kapitel über den Sehstil. Das Erkennen des allgemeinen Sehstils kann einen Menschen auf potentielle Quellen von Sehproblemen aufmerksam machen.

4. Unterziehen Sie sich mindestens einmal im Jahr einer Augenuntersuchung.

7. Kapitel

Sehtrainingsübungen

In diesem Kapitel finden Sie die Trainingsübungen. Sie sind in Gruppen unterteilt, die einen bestimmten Aspekt von Sehverbesserung umfassen: Visualisation, Fokussierungsflexibilität, muskuläre Unausgewogenheiten, Suppression und Schwachsichtigkeit, allgemeine Augenbewegungen und peripheres Bewußtsein. Im vorherigen Kapitel haben Sie sich ein Programm ausgesucht, das zu Ihren Sehvorsorgebedürfnissen paßt. Suchen Sie sich nun die Übungen heraus, die dieses spezielle Programm beinhaltet. Lesen Sie sie sorgfältig durch. Machen Sie sich mit der Art vertraut, wie sie funktionieren. Bekommen Sie ein Gefühl dafür, was Ihr Programm beinhaltet und was damit verbunden ist. Wenn Sie irgendwelche Übungen außerhalb Ihres Programms interessieren, nehmen Sie sich die Zeit, sie zu praktizieren. Wenn Sie das Gefühl haben, daß Sie eine sinnvolle Ergänzung zu Ihrem Grundübungsplan sind, nehmen Sie sie hinzu.

Es gibt einige Grundrichtlinien, die sich auf jede Übung anwenden lassen. Behalten Sie sie immer im Gedächtnis:

1. Allgemein sollten Sie Ihre Brille nur verwenden, wenn dies absolut notwendig ist, um die Übung zu machen. Sie wollen die Grenzen Ihrer Sehfähigkeit ausweiten und Ihre Augen dazu bringen,

185

so gut wie möglich aus sich alleine heraus zu arbeiten (ohne Brille). Dort, wo spezielle Instruktionen bezüglich der Brille gegeben werden, befolgen Sie sie.

2. Während Sie das Übungsprogramm durchlaufen, passen Sie die Entfernung von nahen und fernen Zielen an, um Ihre wachsenden Fähigkeiten herauszufordern. Sie finden Richtlinien, aber zögern Sie nicht, diese zu überschreiten, wenn Sie das Gefühl haben, daß Sie eine zusätzliche Herausforderung brauchen.

3. Obwohl ›die Zeit ohne Brille‹ keine Übung für sich ist, taucht sie in jedem Programm auf. Versuchen Sie, jeden Tag soviel Zeit wie möglich ohne Brille zu verbringen. Dies ist ein wesentlicher Bestandteil der Gesamttherapie.

4. Stellen Sie sicher, daß Sie die Übungen bei gutem, nicht blendendem Licht machen. Sorgen Sie dafür, daß die Ziele und Grafiken immer hell beleuchtet sind. (Kinder, die alle Buchstaben kennen, sollten die Buchstabentests verwenden.)

5. Immer wenn Sie die Instruktion erhalten, eines oder beide Augen zu schließen, machen Sie dies sanft. Kneifen Sie Ihre Augen nicht zu stark zusammen, oder pressen Sie Ihre Hand nicht gegen das Auge. Schließen Sie das Lid sanft. Wenn es Ihnen nicht gelingt, nur ein Auge zu schließen, ohne es zusammenzukneifen und Ihr Gesicht zu verziehen, verwenden Sie eine kleine Karte oder Ihre Hand als Ersatzbedeckung.

6. Wenn Sie mit irgendeiner Übung in Ihrem vierwöchigen Programm Schwierigkeiten haben, machen Sie sie trotzdem. Lassen Sie keine Übung

aus, nur weil Ihr Wochenplan anzeigt, daß Sie die Übung bereits gemacht haben sollten. Passen Sie Ihr Tempo Ihren eigenen Fortschritten an.

7. Wann immer Sie eine Übung machen, verspannen Sie Ihre Augen nicht! Sie streben nach einer entspannten, elastischen Fokussierungskraft. Kämpfen Sie nicht, um Übungserfolge zu erzielen. Dies ist unproduktiv. Sie werden klarer sehen und größeren Erfolg haben, wenn Sie sich nicht zu sehr anstrengen und darum bemühen, Ziele zu erreichen. Das Auge reagiert auf maßvolle Führung, nicht auf übermäßigen Zwang.

8. Wenn Sie das vierwöchige Trainingsprogramm absolvieren, werden Ihnen die Übungen immer leichter fallen. Verwenden Sie den Abschnitt Auswertung, der nach jeder Übung folgt, um Ihre Fortschritte aufzuzeichnen.

9. Einige Sehprobleme erfordern mehr als vier Wochen intensiven Trainings. Wenn Sie das Gefühl haben, daß Ihre Sehprobleme tief verwurzelt sind, wiederholen Sie das vierwöchige Programm öfters.

Visualisationsübungen

Visualisationsübungen sind dazu gedacht, das innere Auge zu entspannen, die Kontrolle über die Fokussierung zu erlernen und die Sehschärfe zu verbessern. Jede Visualisation verbindet die Prinzipien der Meditation mit der Augenmuskelkontrolle. Jeder kann aus diesen Übungen Nutzen ziehen, egal, an welchen Sehstörungen er oder sie leidet.

Visualisationsübungen beinhalten zwei grundsätzliche Prozesse:

Muskelentspannung: Augenverspannungen entstehen oftmals, wenn wir unter geistigem und / oder
körperlichem Streß stehen. Welche schlechten Sehgewohnheiten wir auch haben, wir neigen dazu,
diese in Zeiten von Spannung und Streß zu verstärken. Wir wissen, daß unser Sehstil das Produkt der
physischen Fähigkeiten der Augen und unserer
geistigen Einstellung zur Wahrnehmung ist. Wenn
eine dieser Komponenten unseres Sehstils aus der
Harmonie geraten ist, kann dies die inneren Muskelfunktionen des Auges beeinflussen. Wenn sich
das Auge intensiv fokussiert, arbeiten auch die
Linse und die Muskeln sehr stark. Visualisierungsübungen lösen diese Spannung. Die Augen entspannen sich. Der Körper entspannt sich. Die Vorstel-
lungkraft übernimmt die Führung. Wenn wir zu unserer Arbeit zurückkehren, fühlen wir uns erfrischt,
unsere Augen sind entspannt, und wir können uns
visuell wieder mehr konzentrieren.

Projektion der Vorstellung: Wenn wir uns körper-
lich entspannt haben, sind wir bereit, unsere Augenmuskeln sanft zu manipulieren, indem wir ihre
Fokussierung hinter unseren geschlossenen Augenlidern verändern. Wir streben nach Kontrolle über
die Intensität und Entspannung der Fokussierung.
Wir beginnen, ein Gefühl dafür zu entwickeln, wie
unsere Augen funktionieren. Wir lernen, entspannte, aber genaue Fokussierung und Positionen von
Fokussierungsentspannung zu erkennen.

Das allgemeine Ziel besteht darin, geistige und körperliche Entspannung zu erzielen, so daß das Auge
Ausdauer entwickelt und für die Sehtrainingsübungen elastisch wird. Die Programme erfordern einen
klaren, harmonischen Geist. Dies wird mit den Visualisierungsübungen erreicht.

Übung 1: Tiefenatmung

Müheloses, gleichmäßiges, tiefes und rhythmisches Atmen verhilft uns dazu, unsere Aufmerksamkeit auf unser inneres Selbst zu lenken. Wir konzentrieren uns auf den gleichmäßigen Rhythmus des Ein- und Ausatmens. Luft fließt bis in unsere Lungenspitzen. Während sie die Lungen füllt, weiten sich diese aus und unser Magen drückt sich nach außen. Wenn wir ausatmen, wobei die Luft langsam aus unseren Lungenspitzen nach oben wieder ausströmt, zieht sich unser Magen zusammen. Die meisten von uns atmen sehr flach. Wir ziehen unsere Lungen zusammen und pressen unseren Magen nach innen, wenn wir einatmen, und drücken sie nach außen, wenn wir ausatmen. Wir machen es genau umgekehrt!

Diese Übung ist sehr beruhigend. Sie kann jederzeit und überall gemacht werden. Wenn sie Ihnen zunächst schwerfällt, üben Sie sie geduldig.

Wie Sie beginnen

Requisiten:
Keine.

Brille:
Benutzen Sie bei dieser Übung keine Brille.

Kinder:
Gleiche Vorgehensweise wie Erwachsene.

Vorgehensweise:

1. Setzen Sie sich auf den Fußboden oder auf einen bequemen Stuhl in einen ruhigen Raum, oder stellen Sie sich in einer gut ausbalancierten Position hin.

2. Schließen Sie Ihre Augen.

3. Achten Sie auf Ihren Atemrhythmus.

4. Atmen Sie tief ein. Die Lungen sind wie Ballons, deshalb lassen Sie zu, daß sie sich ausdehnen, wenn sie sich füllen.

5. Atmen Sie langsam und gleichmäßig aus, wobei Sie die Luft von Ihren Lungenspitzen ausgehend herausdrücken. Fühlen Sie, wie Ihr Magen und Ihre Brust flacher werden.

6. Atmen Sie wieder ein und aus. Lassen Sie die Luft kontinuierlich ein- und ausfließen. Atmen Sie nicht übertrieben. Schließlich wollen Sie nicht, daß Ihnen schwindelig wird.

7. Konzentrieren Sie Ihre gesamte Aufmerksamkeit auf das Ein- und Ausfließen der Luft.

8. Lassen Sie zu, daß Ihre Augenlider schwer werden, bis sie sich sanft schließen. Ihre Augen sollten nicht fokussiert sein. Die Augenmuskeln sind entspannt. Lassen Sie Ihren Kiefer locker. Ihr Mund sollte leicht geöffnet sein.

9. Lassen Sie Ihren Körper leicht schwingen, um zu verhindern, daß Muskeln verspannen.

10. Fahren Sie damit fort, drei Minuten lang tief zu atmen.

Auswertung

1. Waren Sie in der Lage, sich auf Ihren Atem zu konzentrieren? Konnten Sie Ihren Geist klären?

_____

2. Hatten Sie das Gefühl, daß sich Ihre Gesichtsmuskeln entspannten? _____

3. Konnten Sie einen gleichmäßigen Atemrhythmus einhalten? _____

4. Waren Ihre Augen unter den geschlossenen Lidern entspannt? Sind Sie ›abgeschweift‹? _____

5. Konnten Sie drei Minuten lang ruhig bleiben?

Anmerkung: Wenn Sie diese Übung gemeistert haben, versuchen Sie es mit dieser Variation:

1. Verfallen Sie zwei Minuten lang mit geschlossenen Augen in einen tiefen Atemrhythmus.

2. Wenn Sie sich entspannt fühlen und leicht atmen, öffnen Sie Ihre Augen.

3. Lassen Sie Ihre Augen in der nicht fokussierten, ›ziellos umherschweifenden‹ Position, die Sie hinter geschlossenen Lidern hatten. Aktivieren Sie nicht den Impuls, klar sehen zu wollen.

4. Betrachten Sie nichts im besonderen. Lassen Sie Ihre Augen ganz einfach offen, ohne sie zu refokussieren, so daß Sie für den Augenblick Licht in seiner natürlichsten und entspanntesten Art und Weise aufnehmen können. Schließen Sie Ihre Augen wieder. Öffnen Sie sie wieder, wenn Sie meinen, daß Sie wieder anfangen, sie aktiv zu fokussieren.

5. Atmen Sie weiterhin tief. Machen Sie dies zwei Minuten lang.

6. Das Öffnen und Schließen der Augen kann bei vielen Menschen die Sicht verbessern und den ganzen Tag über praktiziert werden, wenn sie ihre Augen entspannen und ihre Sicht verbessern wollen.

Übung 2: Bildhafte Vorstellung

Die bildhafte Vorstellung beinhaltet die Verwendung der Vorstellungskraft, um sich zu entspannen und die Fokussierung zu kontrollieren. Mit geschlossenen Augen ›malen‹ wir eine Szene in der Ferne. Wir lenken unseren Blick auf einen imaginären, fernen Horizont, einen fernen Berggipfel, ein Schiff auf dem Meer. Wenn möglich sollte das Panorama vertraut sein, so daß wir es so detailliert und genau wie möglich visualisieren können. Benutzen Sie jedes Mal die gleiche Szene.

Wenn wir die Szene erst einmal vor unserem geistigen Auge wachgerufen haben, erforschen wir sie, wobei wir unseren Brennpunkt verändern, Details betrachten und unsere Konzentration auf Objekte richten, die sich in naher Entfernung befinden.

Diese Übung verhilft uns dazu, uns auf naheliegende Objekte konzentrieren zu lernen, ohne zu angestrengt zu schauen. Wir lernen, unseren Blick auszuweiten, unsere Linse zu entspannen und uns an das Gefühl zu gewöhnen, unsere Fokussierung von nah auf fern leicht und flexibel zu verändern.

Wie Sie beginnen

Requisiten:
Keine.

Brille:
Machen Sie diese Übung ohne Brille.

Kinder:
Gleiche Vorgehensweise wie Erwachsene.

Vorgehensweise

1.   Setzen Sie sich bequem in einen ruhigen Raum.

2. Schließen Sie Ihre Augen. Lassen Sie sie ›frei umherschweifen‹.

3. Denken Sie an ein Panorama. Malen Sie es sich im Detail, in allen Farben, Mustern, der Witterung usw. aus.

4. Was befindet sich am Horizont? Achten Sie auf den Umfang und die Form der Objekte in der Ferne. Fühlen Sie, wie die Sonne Ihre Augenlider und Ihren Körper wärmt und entspannt.

5. Füllen Sie nun die Szene vom Horizont aus nach vorne mit Details. Lassen Sie Ihre Augen beim ersten Mal fünf Minuten lang geschlossen. Lassen Sie die Szene lebendig werden. Füllen Sie sie mit Menschen, Vögeln, Bäumen, Gebäuden, allem, was Sie sich vorstellen können.

6. Lenken Sie Ihren Blick nun langsam auf den Vordergrund des Bildes. Fühlen Sie, wie sich Ihre Augen nach innen drehen, um sich zu fokussieren. Betrachten Sie etwas, das sich direkt vor Ihnen befindet (in Ihrer Phantasie).

7. Nun lassen Sie Ihren Blick langsam von einer Seite zur anderen schweifen und überblicken wieder die gesamte Szene. Wenn Sie den Horizont betrachten, lassen Sie Ihren Blick darauf gerichtet. Fühlen Sie, wie entspannt Ihre Augen sind.

8. Lenken Sie Ihren Blick nun wieder auf den Vordergrund. Empfinden Sie, wie Sie etwas betrachten, das direkt vor Ihnen liegt.

9. Strecken Sie Ihre Hand ungefähr 25 Zentimeter von Ihrem Gesicht entfernt vor Ihren geschlossenen Augen aus. Behalten Sie die nahe Fokussierung hinter Ihren geschlossenen Lidern bei.

10. Öffnen Sie Ihre Augen. Ihre Hand sollte sofort im Brennpunkt sein.

11. Schließen Sie Ihre Augen wieder, und lenken Sie Ihren Blick auf den Horizont. Behalten Sie diese Augenposition bei. Öffnen Sie Ihre Augen. Das Objekt, das sich am weitesten von Ihnen entfernt befindet, sollte sofort im Brennpunkt sein, außer Sie tragen eine zu starke Brille.

12. Nachdem Sie die Augen anfänglich fünf Minuten lang geschlossen hielten, wiederholen Sie diesen Ablauf, wobei Sie dieses Mal kürzere Visualisierungszeiten mit geschlossenen Augen einlegen, die, ebenfalls von kurzen Zeiten gefolgt werden, in denen Sie die Augen öffnen, um sofort klar zu sehen. Machen Sie dies mindestens zehnmal.

13. Diejenigen, die kurzsichtig sind, sollten den Schwerpunkt auf die bestmögliche Klarheit bei Objekten in der Ferne legen. Diejenigen, die weitsichtig oder altersweitsichtig sind, sollten die Betonung auf größtmögliche Klarheit bei naheliegenden Objekten legen, wobei sie ihre Hand oder Buchstaben benutzen, die sich nahe vor ihnen befinden.

14. Nach jedem kurzen Öffnen der Augen, um zu versuchen, sofort klare Sicht zu erlangen, schließen Sie die Augen erneut, um die imaginäre Szene wieder zu verstärken. Öffnen Sie die Augen zwei Sekunden lang, und schließen Sie sie fünf Sekunden lang im Rhythmus, wobei Sie versuchen, die vorgestellte Szene weiterhin vor Ihrem geistigen Auge aufrechtzuerhalten, sogar nachdem Ihre Augen geöffnet sind, um Klarheit in der wirklichen Welt zu erzielen.

Anmerkung: Wenn Ihr Kind diese Übung macht, können Sie ihm eine Szene erzählen: »Stell dir ein Schiff vor, das auf hoher See fährt. Schau, wie weit reicht der Ozean? Wie klein ist das Schiff? Beobachte das Schiff nun, wie es zum Ufer segelt, wo du stehst. Es kommt sehr langsam auf dich zu und wird immer größer. Nun kannst du die Seeleute erkennen, die auf dem Deck stehen. Was für ein Schiff ist es? Welche Farbe hat es? Hat es Segel? Wie sieht das Wasser um es herum aus? Nun macht das Boot am Ufer fest, wo du stehst. Du kannst es nun bis ins kleinste Detail erkennen. Blicke es eine Weile lang an. Erzähle mir, was du siehst. Nun schicke es zurück auf See. Beobachte, wie es kleiner und kleiner wird.«

Sprechen Sie mit Ihrem Kind die ganze Übung lang, wobei Sie das Schiff wieder zurück an den Strand holen.

Nun lassen Sie Ihr Kind visualisieren, wie es auf seine Hand vor seinem Gesicht schaut. Sagen Sie ihm dann, daß es seine Hand heben und seine Augen öffnen soll.

Nun gehen Sie weiterhin so vor, wie es für Erwachsene beschrieben wurde.

Auswertung

1. Konnten Sie ein breites Panorama im Detail visualisieren? _____

2. Konnten Sie die Sonne und die Luft auf Ihrem Gesicht fühlen? Verloren Sie sich in Ihrer Phantasie? _____

3. Als Sie Ihre Augen öffneten, nachdem Sie sich den nahen Brennpunkt vorgestellt hatten, befand sich Ihre Hand sofort im Brennpunkt? _____

195

4. Als Sie Ihre Augen öffneten, nachdem Sie sich einen fernen Brennpunkt vorstellten, befand sich der entfernteste Punkt im Raum sofort in Ihrem Brennpunkt? _____

5. Konnten Sie spüren, wie sich Ihre Augen hinter den geschlossenen Lidern bewegten? _____

6. Konnten Sie fühlen, wie sich Ihre Augen entspannten, als Sie zum Horizont blickten? _____

7. Konnten Sie spüren, wie sich die Fokussierungsintensität Ihrer Augen erhöhte, als Sie in den Vordergrund blickten? _____

Wenn Sie auf irgendeine der oben stehenden Fragen mit Nein geantwortet haben, haben Sie Geduld. Wiederholen Sie die Übung, bis Sie sie meistern können.

Übung 3: Nachbilder

Nachbilder sind Lichtflecken, die vorübergehend auf unserer Retina bleiben, nachdem wir in helles Licht geschaut haben. Wir können sie uns als vorübergehendes Ausbleichen der Fotozellen auf der Retina vorstellen. Der Bereich auf der Retina, der durch das helle Licht aktiviert wurde, hält das scharfe Bild aufrecht, während die Bereiche der Retina, die Licht aus dem Umfeld des hellen Lichts empfangen haben, ungebleicht sind und in Kontrast dazu dunkel erscheinen.

Wir kennen ein Nachbild vom Blitzlicht her. Dieser Fleck ›vor unseren Augen‹ kann mit offenen oder geschlossenen Augen gesehen werden. Anfänglich scheint er im Raum zu hängen, und zwar an derselben Stelle wie seine Lichtquelle. Aber wenn wir unsere Augen von einer Seite zur anderen bewegen oder unseren Brennpunkt von nah auf fern verändern, ändert auch das Nachbild seine Position und Größe. Wenn das Nachbild im Raum zu schwimmen scheint, tut es dies, weil wir unsere Augen bewegen. Wenn es stillsteht, stehen auch unsere Augen still. Wenn wir unseren Blick auf einen nahen Brennpunkt lenken, wird das Bild kleiner. Wenn wir unseren Blick auf einen fernen Punkt lenken, wird es größer.

Bei dieser Übung lernen wir, die Bewegung des Nachbildes zu manipulieren. Dies liefert uns eine sehr eindringliche Darstellung von der Wirkung des nahen und weiten Brennpunkts. Wir können lernen, das Gefühl der Fokussierung und Entspannung mit der Größe des Bildes in Übereinstimmung zu bringen.

Um uns gegen eine zu starke oder zu schwache Fokussierung zu schützen, müssen wir wissen, wie sich unsere Augen ›fühlen‹, wenn sie sich fokussieren. Diese Übung verhilft uns in sehr einfacher Art und Weise zu diesem Verständnis.

Wie Sie beginnen

Requisiten:
Eine Kerze.

Brille:
Machen Sie diese Übung ohne Brille.

Kinder:
Gleiche Vorgehensweise wie Erwachsene.

Vorgehensweise

1. Stellen Sie eine Kerze auf einen Tisch in einem vollkommen abgedunkelten Raum.

2. Setzen oder stellen Sie sich 25 Zentimeter von der Flamme entfernt, und zwar so, daß sich die Flamme in Augenhöhe befindet.

3. Starren Sie direkt in den hellsten Teil der Flamme, und zwar ungefähr 30 Sekunden lang.

4. Schließen Sie Ihre Augen. Wenden Sie sich von der Kerze ab, oder gehen Sie zur Seite.

5. Schauen Sie nun mit offenen Augen in den Raum. Sie sollten das Nachbild im Raum schweben sehen. Halten Sie es fest, indem Sie Ihre Augen vollkommen ruhig halten. Können Sie das Bild nicht finden, schauen Sie auf eine Buchstabenwandkarte. In der Mitte der Buchstabenzeile wird ein dunkler Bereich auftauchen. Betrachten Sie ihn sorgfältig – dies ist das Nachbild.

6. Halten Sie das Bild in der Mitte der Karte fest, wobei Sie Ihren Körper von links nach rechts schwingen lassen. Lassen Sie dann das Nachbild mit Ihrem Körper schwingen, indem Sie Ihre Fixierung von der Mitte der Karte lösen. Für den Zeitraum von einer Minute halten Sie das Bild wieder fest, dann lassen Sie es wieder alle fünf Sekunden lang schwingen, wobei auch Ihr Körper kontinuierlich hin- und herschwingt.

7. Lenken Sie Ihren Blick nun auf einen entfernten Punkt. Sehen Sie, wie das Bild größer wird. Ziehen Sie das Bild nun nach innen, indem Sie auf Ihre ausgestreckte Hand blicken. Sehen Sie, wie es kleiner wird.

8. Wenn das Bild verschwimmt, wiederholen Sie die Übung noch einmal von vorne. Schließlich sollten Sie in der Lage sein, ein Nachbild 15 Minuten lang oder noch länger aufrechtzuerhalten.

9. Wiederholen Sie die Manipulation der Größe des Nachbildes noch zweimal. Achten Sie darauf, wie sich Ihre Augen ›fühlen‹, wenn sie die Fokussierungsentfernung verändern.

Anmerkung: Wenn Sie die Bewegung des Nachbildes mit offenen Augen erst einmal gemeistert haben, versuchen Sie es mit geschlossenen Augen. Benutzen Sie die gleiche Visualisierungstechnik, die Sie bei der bildhaften Vorstellung verwendet haben. Sehen Sie, wie das Nachbild größer und kleiner wird, während Sie Ihre Fokussierung nach innen wenden und hinter geschlossenen Augenlidern wieder nach vorne ausdehnen. Das Ziel besteht darin, das Nachbild willentlich aufrechterhalten zu können und hin- und herschweifen zu lassen. So überwindet man unflexible Sehgewohnheiten. Versuchen Sie, das Bild von einer Seite zur anderen zu bewegen, während Sie bis fünf zählen. Dann halten Sie es fest, wobei Sie bis fünf zählen.

Auswertung

1. Waren Sie in der Lage, die Position des Bildes zu stabilisieren, während Ihr Körper hin- und herschwankte? _____ Waren Sie in der Lage, das Bild mit der Bewegung Ihres Körpers hin- und herzuschwingen? _____

2. Konnten Sie das Bild mit offenen Augen größer werden lassen, als Sie sich auf die Ferne konzentrierten? _____ Mit geschlossenen Augen? _____

3. Waren Sie in der Lage, das Bild mit offenen Augen kleiner werden zu lassen, als Sie sich auf einen naheliegenden Punkt konzentrierten? _____ Mit geschlossenen Augen? _____

4. Haben Sie darauf geachtet, wie sich Ihre Augen fühlten, als Sie Ihren Blick veränderten? _____ Als Sie Ihren Blick auf den nahen und fernen Punkt richteten? _____

5. Glitt das Bild nach rechts oder links, als Sie es festhielten? _____ Nach oben oder unten? _____ Wenn dem so ist, hielten Sie Ihren Blick nicht fest. _____

Fokussierungsflexibilität

Die Fähigkeit, seinen Brennpunkt leicht und mühelos von einem nahen zu einem fernen Punkt zu verändern, ist wesentlich, um die Auswirkungen von funktionellen Sehproblemen zu beheben. Wie wir wissen, wird Augenverspannung zum Teil durch eine Inflexibilität der Linse verursacht sowie dadurch, daß man Dinge zu angestrengt betrachtet. Ein Mangel an Fokussierungsintensität wird andererseits durch eine mangelhafte Linsenwölbung und Konvergenz verursacht. Die Übungen in diesem Kapitel lehren uns, unsere Sicht zur richtigen Zeit zu fokussieren und zu entspannen und mit schlechten Sehgewohnheiten zu brechen, die verhindern, daß wir unser Sehpotential voll ausschöpfen.

Übung 1:

Dies ist eine Grundübung, um die Fokussierungsflexibilität aufzubauen. Erst mit jedem Auge einzeln, dann mit beiden Augen zusammen gemacht, verhilft sie uns dazu, uns unserer Fokussierungskraft bewußt zu werden und ein Gefühl für die Entspannung und Anspannung unserer Linsen und Muskeln zu bekommen.

Abbildung 23

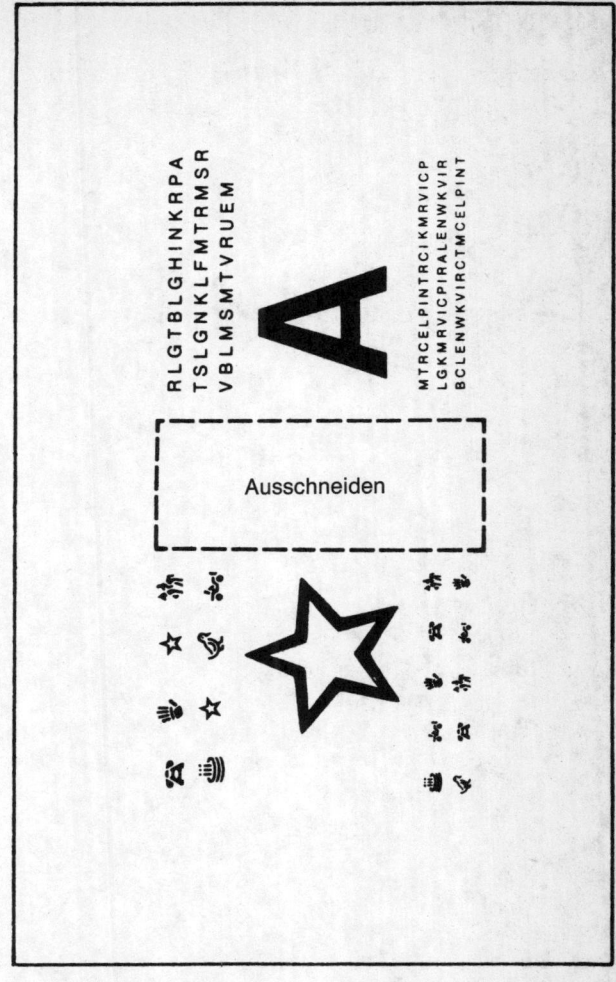

RLGTBLGHINKRPA
TSLGNKLFMTRMSR
VBLMSMTVRUEM

A

MTRCELPINTRCIKMRVICP
LGKMRVICPIRALENWKVIR
BCLENWKVIRCTMCELPINT

Ausschneiden

Wie Sie beginnen

Requisiten:
Sehtest auf Seite 201 (Abbildung 23).

Brille:
Benutzen Sie Ihre Brille nur, wenn dies für klare Fernsicht notwendig ist.

Kinder:
Gleiche Vorgehensweise wie Erwachsene.

Vorgehensweise Teil 1

1. Schneiden Sie den Sehtest auf Seite 201 aus.

2. Setzen Sie sich auf einen bequemen Stuhl.

3. Suchen Sie sich ein entferntes Ziel in einer visuell fordernden Entfernung (ca. 4,5 Meter).

4. Schließen Sie das rechte Auge.

5. Halten Sie Körper und Kopf in einer Linie in aufrechter Position. Halten Sie den Sehtest vor Ihr offenes linkes Auge.

6. Bringen Sie das Ziel in der Ferne in das Loch, das Sie in dem Sehtest ausgeschnitten haben.

7. Konzentrieren Sie Ihr linkes Auge auf das Ziel. Halten Sie Ihren Blick auf das Ziel gerichtet, und zählen Sie bis sieben.

8. Verändern Sie Ihren Brennpunkt nun schnell, und wenden Sie Ihren Blick auf die Buchstaben auf dem Sehtest. Achten Sie darauf, wie lange es dauert, bis Sie eine klare Nahsicht erreichen. Halten Sie den Sehtest in einer herausfordernden Entfernung zu den Augen. Dann führen Sie ihn so nah wie möglich an das Gesicht heran.

9. Behalten Sie klare Nahsicht bei, und zählen Sie bis sieben.

10. Lenken Sie Ihren Blick nun schnell zurück auf das Fernziel. Klären Sie Ihre Sicht.

11. Achten Sie darauf, wie lange es dauert, bis Sie klare Fernsicht erlangen. Spüren Sie, wie Ihre Augen die Fokussierung lösen und divergieren.

12. Wiederholen Sie den Vorgang fünfmal.

Vorgehensweise Teil 2

1. Wiederholen Sie die Übung, wobei Ihr linkes Auge geschlossen ist. Benutzen Sie das rechte Auge, um das Ziel anzublicken.

2. Achten Sie darauf, wie Ihr Auge seinen Brennpunkt wechselt, wie lange es dauert, bis Sie Ihre Ziele klar erkennen.

3. Wiederholen Sie den Vorgang fünfmal.

Vorgehensweise Teil 3

1. Wiederholen Sie den Vorgang mit beiden Augen.

2. Damit beide Augen gleichzeitig sehen, dürfen Sie nicht durch das Loch in dem Sehtest schauen. Statt dessen bewegen Sie ihn zur Seite, wenn Sie das Fernziel anschauen. Dann bringen Sie den Sehtest schnell wieder in seine alte Position, um sich auf den nahen Brennpunkt zu konzentrieren.

3. Seien Sie sich des Gefühls bewußt, wenn Ihre Augen konvergieren oder divergieren. Achten Sie darauf, wie lange es dauert, bis Sie Ihre Ziele klar erkennen können.

4. Wiederholen Sie diesen Vorgang fünfmal.

Anmerkung: Wenn Sie mit dieser Übung vertrauter werden, legen Sie Ihr Fernziel noch weiter weg von sich und bringen Sie das Ziel, das Sie in der Hand halten, noch näher an Ihre Augen.

Auswertung

1. Bewerten Sie die Geschwindigkeit der Fokussierungsanpassung Ihres rechten Auges.

ohne Brille: mit Brille:
schnell _____   schnell _____
träge _____   träge _____
langsam _____   langsam _____

2. Bewerten Sie die Geschwindigkeit der Fokussierungsanpassung Ihres linken Auges.

ohne Brille: mit Brille:
schnell _____   schnell _____
träge _____   träge _____
langsam _____   langsam _____

3. Bewerten Sie die Geschwindigkeit der Fokussierungsanpassung beider Augen.

ohne Brille: mit Brille:
schnell _____   schnell _____
träge _____   träge _____
langsam _____   langsam _____

4. Wenn Sie diese Übung während Ihres Trainingsprogramms wiederholen, zeichnen Sie alle Veränderungen in der Geschwindigkeit der Fokussierungsanpassung auf. Bewertungen für das linke und das rechte Auge sowie für beide Augen:

1. Woche: _____ _____ _____
2. Woche: _____ _____ _____
3. Woche: _____ _____ _____
4. Woche: _____ _____ _____

5. Passen Sie die Entfernung Ihrer Ziele von Woche zu Woche an.

Anfangsentfernung für das weite Ziel: _____

Anfangsentfernung für das nahe Ziel: _____

	nah	fern
Nach der ersten Woche:	_____	_____
Nach der zweiten Woche:	_____	_____
Nach der dritten Woche:	_____	_____
Nach der vierten Woche:	_____	_____

Übung 2: Tiefe der Feldflexibilität

Die Tiefe unseres Sehfeldes umfaßt den Raum zwischen dem weitesten und dem nächsten Punkt, den wir gleichzeitig in den Brennpunkt bringen können. Wie bei einer Kamera hängt die Tiefenschärfe des Auges von der Größe der Pupillenöffnung ab.

Je weiter die Pupille geöffnet ist, um so schärfer ist der Brennpunkt und um so kleiner ist die Tiefe des Sehfeldes.

Je kleiner die Pupille ist, um so schwächer ist der Brennpunkt und um so größer ist die Tiefe des Sehfeldes. Wenn wir die Tiefe unseres Sehfeldes erhöhen können, können wir auch unsere Fokussierungsflexibilität und Sehschärfe erhöhen. Wenn wir kurzsichtig sind, muß unser Brennpunkt schwächer werden. Wenn wir weniger fixiert-zentral sehen, erweitert sich unser Sehfeld nach außen. Wenn wir weitsichtig sind, müssen wir unseren Brennpunkt etwas ›stärker‹ machen und die innere Grenze unseres klaren Sehfeldes erweitern.

Wie Sie beginnen

Requisiten:
Sehtest auf Seite 201.

206

Bei dieser Übung werden die gleichen Requisiten verwendet wie bei Übung Nummer 1. Faltkarte (Sehtest im Anhang).

Brille:
Machen Sie die Übung erst mit, dann ohne Brille.

Kinder:
Gleiche Vorgehensweise wie Erwachsene.

Vorgehensweise für Nahsicht, Teil 1

1. Befestigen Sie die Faltkarte an der Wand.

2. Stellen Sie sich in einer Entfernung von 50 Zentimetern vor den Sehtest.

3. Schließen Sie das rechte Auge.

4. Halten Sie die Grafik (Abbildung 23) in einer Entfernung von ungefähr 40 Zentimetern vor Ihr geöffnetes Auge.

5. Richten Sie die Grafik so aus, daß Ihr linkes Auge durch die Öffnung den Abschnitt in der Mitte auf dem Sehtest an der Wand erkennen kann.

6. Richten Sie Ihren Blick auf den Sehtest an der Wand.

7. Lenken Sie Ihren Blick zurück auf das Bild auf der Grafik in Ihrer Hand. Halten Sie Ihren Blick darauf gerichtet, und zählen Sie bis zehn.

8. Lösen Sie nun langsam Ihre Fokussierung, so daß Ihr Zielpunkt irgendwo zwischen der Grafik in Ihrer Hand und dem Sehtest an der Wand liegt. Klären Sie beide Bilder. Um dies zu tun, müssen Sie Ihre Augen nicht angestrengt fokussieren, sondern ihre Fokussierung sanft ausrichten, bis Ihr Blick beide Ziele erfaßt. Es ist nicht wün-

schenswert, daß Sie sich zu angestrengt darum bemühen, daß sich Ihre Augen auf beide Ziele richten.

9. Wenden Sie Ihren Blick von den Zielen ab, und zählen Sie bis fünf. Wiederholen Sie diesen Vorgang fünfmal. Machen Sie zwischen jedem Vorgang eine Pause, wobei Sie bis fünf zählen.

Vorgehensweise Teil 2

1. Wiederholen Sie die Schritte von Teil 1, wobei Sie Ihr linkes Auge geschlossen halten. Benutzen Sie Ihr rechtes Auge.

Vorgehensweise Teil 3

1. Wiederholen Sie die ersten beiden Teile der Übung ohne Brille. Passen Sie die Entfernungen, wenn nötig, etwas an, um so klar wie möglich zu sehen. Denken Sie daran, daß Sie die Ziele in einer Entfernung halten, die die äußerste Grenze Ihrer klaren Sicht darstellt.

Vorgehensweise für Fernsicht, Teil 1

1. Befestigen Sie die Faltkarte an der Wand.

2. Bringen Sie die Sehtestkarte in einer Entfernung von ungefähr 30 Zentimetern vor der Faltkarte an, so daß es aussieht, als ob sie ›eingerahmt‹ wäre. (Wenn nötig, bitten Sie jemanden, die Karte für Sie zu halten.)

3. Stellen Sie sich ungefähr 1,50 Meter von der Karte an der Wand entfernt hin.

4. Schließen Sie das rechte Auge, und blicken Sie durch die Öffnung in der Karte auf den Sehtest an

der Wand, wobei Sie nur das linke Auge benutzen.

5. Wenden Sie Ihren Blick nun auf das Bild auf der Karte.

6. Verändern Sie nun wieder langsam Ihre Fokussierung, bis Sie Ihren Blick auf einen imaginären Punkt in der Mitte zwischen der Karte und dem Sehtest an der Wand fixiert haben. Konzentrieren Sie sich allerdings nicht zu angestrengt auf diesen Punkt.

7. Halten Sie Ihren Blick darauf gerichtet, und klären Sie die Sicht auf beide Ziele.

8. Wiederholen Sie diesen Vorgang fünfmal.

Vorgehensweise Teil 2

1. Wiederholen Sie die Schritte von Teil 1, wobei Sie das linke Auge geschlossen halten. Benutzen Sie das rechte Auge.

Vorgehensweise Teil 3

1. Wiederholen Sie die ersten beiden Teile der Übung ohne Brille. Passen Sie die Entfernung etwas an, falls dies notwendig ist, um so klar wie möglich zu sehen. Denken Sie daran, die Ziele in einer Entfernung anzubringen, die die äußerste Grenze für Ihre klare Sicht darstellt.

Anmerkung: Während Sie die Übung machen, erhalten Sie die Anweisung, die Position der Zielkarten zu verändern. Wählen Sie kleinere Bilder aus, um die Herausforderung noch zu vergrößern. Wählen Sie folgende Entfernungen:

Übungen für Nahsicht		Übungen für Fernsicht	
Zielentfernungen von den Augen		Zielentfernungen von den Augen	
Sehtestkarte	Wandkarte	Sehtestkarte	Wandkarte
40 cm	50 cm	1,20 m	1,50 m
	1. Woche		
40 cm	75 cm	1,20 m	1,80 m
	2. Woche		
40 cm	1 m	1,20 m	2,10 m
	3. und 4. Woche		

Wenn Sie diese Entfernungen gemeistert haben, versuchen Sie es mit folgenden:

Zielentfernungen von den Augen	
Sehtestkarte	Wandkarte
1,80 m	3 m
1,80 m	3,60 m
1,80 m	4,20 m

Auswertung Nahsicht

Linkes Auge

1. Woche: Am Ende dieser Woche konnte ich / konnte ich nicht beide Ziele gleichzeitig klar erkennen. _____

2. Woche: Am Ende dieser Woche konnte ich/
konnte ich nicht beide Ziele gleichzeitig in der größeren Entfernung klar erkennen. _____

3. Woche: Am Ende dieser Woche konnte ich/
konnte ich nicht beide Ziele gleichzeitig in der größeren Entfernung klar erkennen. _____

4. Woche: Am Ende dieser Woche konnte ich/
konnte ich nicht beide Ziele gleichzeitig in der größeren Entfernung klar erkennen. _____

Rechtes Auge

1. Woche: Am Ende dieser Woche konnte ich/
konnte ich nicht beide Ziele gleichzeitig klar erkennen. _____

2. Woche: Am Ende dieser Woche konnte ich/
konnte ich nicht beide Ziele gleichzeitig in der größeren Entfernung klar erkennen. _____

3. Woche: Am Ende dieser Woche konnte ich/
konnte ich nicht beide Ziele gleichzeitig in der größeren Entfernung klar erkennen. _____

4. Woche: Am Ende dieser Woche konnte ich/
konnte ich nicht beide Ziele gleichzeitig in der größeren Entfernung klar erkenn. _____

Anmerkung: Wenn Sie am Ende einer Woche die
Ziele in der vorgegebenen Entfernung noch nicht
klar erkennen können, dann wiederholen Sie die
Übung mit diesen Entfernungsvorgaben im folgenden Wochenprogramm.

Gehen Sie zu keiner größeren Entfernung über, so
lange Sie sich mit der gegenwärtigen Entfernung
nicht wohl fühlen.

Übung 3: Kugelschreiber in der Hand

Diese Übung ist eine Verfeinerung der Übung zur Fokussierungsflexibilität, die wir bisher praktiziert haben. Wenn wir unsere Fokussierungsintensität erst einmal kontrollieren und unseren Brennpunkt leicht von fern auf nah und nah auf fern verändern können, müssen wir lernen, die Fokussierung beizubehalten. In dieser Übung praktizieren wir das Beibehalten von Nah- und Fernfokussierungspositionen bei geschlossenen Augen.

Wie Sie beginnen

Requisiten:
Ein Kugelschreiber mit einer deutlichen Beschriftung.

Brille:
Setzen Sie Ihre Brille nur auf, wenn dies notwendig ist, um klar zu sehen.

Kinder:
Gleiche Vorgehensweise wie Erwachsene.

Vorgehensweise Teil 1

1. Halten Sie den Kugelschreiber mit ausgestrecktem Arm in der Hand, so daß seine Beschriftung auf Sie weist.

2. Schließen Sie das rechte Auge.

3. Passen Sie die Entfernung an, so daß Sie die Buchstaben mit etwas Anstrengung klar lesen können.

4. Halten Sie die Buchstaben im Brennpunkt, und zählen Sie bis zehn.

5. Schließen Sie zwei Sekunden lang beide Augen.

6. Halten Sie die Position und die Fokussierungs-intensität des linken Auges mit geschlossenem Auge.

7. Öffnen Sie das linke Auge. Die Beschriftung des Kugelschreibers sollte sofort im Brennpunkt sein. Wenn nicht, haben Sie:
   a) Ihre Fixierung verändert,
   b) Ihre Fokussierung entspannt, so daß Sie sie zurück auf den Kugelschreiber lenken müssen, um seine Beschriftung klar erkennen zu können,
   c) Ihre Fokussierungsintensität verstärkt, so daß Sie die Fokussierung lösen müssen, um Ihren Blick wieder auf den Kugelschreiber zu richten und seine Beschriftung deutlich erkennen zu können.

8. Wiederholen Sie diese Übung fünfmal. Denken Sie daran, sich darauf zu konzentrieren, wie sich Ihr Auge fühlt, wenn es eine klare Fokussierung erzielt. Machen Sie sich mit der Art und Weise vertraut, wie sich Ihre Augen innerlich fühlen. Erkennen Sie die subtilen Hinweise, so daß Sie lernen können, die Reaktionen Ihres Auges zu kontrollieren.

Vorgehensweise Teil 2

1. Wiederholen Sie Teil 1 der Übung, wobei das linke Auge geschlossen ist. Benutzen Sie das rechte Auge.

Vorgehensweise Teil 3

1. Wiederholen Sie Teil 1 der Übung, wobei beide Augen geöffnet sind.

Anmerkung: Vergrößern Sie während des Trainingsprogramms den Zeitraum, in dem Ihre Augen geschlossen sind. Je länger Sie die richtige Fokussierungsposition mit geschlossenen Augen aufrechterhalten können, um so besser ist Ihre Kontrolle über Ihre Fokussierungsfähigkeiten. Verändern Sie zeitweise die Entfernung des Kugelschreibers von Armlänge auf nähere Positionen.

1. Woche – Schließen Sie die Augen, und zählen Sie bis zwei.

2. Woche – Schließen Sie Ihre Augen, und zählen Sie bis fünf (halten Sie den Kugelschreiber so nahe wie möglich vor die Augen).

3. Woche – Schließen Sie die Augen, und zählen Sie bis sieben (halten Sie den Kugelschreiber noch dichter vor die Augen).

4. Woche – Schließen Sie die Augen so lange wie möglich (halten Sie den Kugelschreiber noch dichter vor die Augen).

Auswertung

Linkes Auge

1. Woche: Am Ende dieser Woche konnte ich / konnte ich nicht die nahe Fokussierung mit geschlossenen Augen beibehalten, während ich bis zwei zählte. _____

2. Woche: Am Ende dieser Woche konnte ich / konnte ich nicht den Brennpunkt beibehalten, während ich bis fünf zählte. _____

3. Woche: Am Ende dieser Woche konnte ich / konnte ich nicht den Brennpunkt beibehalten, während ich bis sieben zählte. _____

4. Woche: Am Ende dieser Woche konnte ich die Fokussierung aufrechterhalten, während ich bis _____ zählte.

Rechtes Auge

1. Woche: Am Ende dieser Woche konnte ich / konnte ich nicht die nahe Fokussierung mit geschlossenen Augen beibehalten, während ich bis zwei zählte. _____

2. Woche: Am Ende dieser Woche konnte ich / konnte ich nicht den Brennpunkt beibehalten, während ich bis fünf zählte. _____

3. Woche: Am Ende dieser Woche konnte ich / konnte ich nicht den Brennpunkt beibehalten, während ich bis sieben zählte. _____

4. Woche: Am Ende dieser Woche konnte ich die Fokussierung aufrechterhalten, während ich bis _____ zählte.

Beide Augen

1. Woche: Am Ende der ersten Woche konnte ich / konnte ich nicht die nahe Fokussierung mit geschlossenen Augen beibehalten, während ich bis zwei zählte. _____

2. Woche: Am Ende dieser Woche konnte ich / konnte ich nicht den Brennpunkt beibehalten, während ich bis fünf zählte. _____

3. Woche: Am Ende dieser Woche konnte ich / konnte ich nicht den Brennpunkt beibehalten, während ich bis sieben zählte. _____

4. Woche: Am Ende dieser Woche konnte ich die Fokussierung aufrechterhalten, während ich bis _____ zählte.

Übung 4:
Beibehalten der Fokussierung bei Fernsicht

Bei dieser Übung trainieren wir, die Fokussierung auf weite Entfernungen beizubehalten, sogar mit geschlossenen Augen. Diese Übung ist sehr wertvoll, um Augenverspannungen zu lindern und den Impuls, übermäßig zu konvergieren, zu verringern. Wie die Visualisierungsübungen unterstützt diese Übung einen entspannten Sehstil.

Wie Sie beginnen

Requisiten:
Benutzen Sie die Faltkarte.

Brille:
Benutzen Sie Ihre Brille nur, wenn die Wandkarte in einer Entfernung von 2,40 Meter nicht lesbar ist. Denken Sie daran, Sie müssen sie nicht kristallklar erkennen, damit sie lesbar ist.

Kinder:
Benutzen Sie die Bilderfaltkarte, wenn Ihre Kinder keine Buchstaben lesen können.

Vorgehensweise Teil 1

1. Befestigen Sie die Faltkarte in Augenhöhe an der Wand. Stellen Sie sich in einer Entfernung von 2,40 Meter vor die Karte.

2. Schließen Sie das rechte Auge.

3. Fokussieren Sie das linke Auge auf die oberen vier Zeilen der Karte. Zählen Sie bis zehn.

4. Schließen Sie nun das linke Auge (wobei auch das rechte Auge geschlossen bleibt).

5. Halten Sie die Fixierung und Fokussierungsposition im linken Auge aufrecht, die Sie vorher eingenommen hatten, um den Sehtest klar zu erkennen. Lassen Sie Ihre Augen geschlossen, und zählen Sie bis zwei.

6. Öffnen Sie das linke Auge. Befinden sich die oberen vier Linien auf der Wandkarte sofort im Brennpunkt? Wenn nicht, haben Sie
   a) Ihre Augenposition verändert,
   b) Ihren Brennpunkt auf einen näher liegenden Punkt konzentriert,
   c) Ihre Fokussierung gelöst, so daß sie zu entspannt ist.

   Wenn Sie Schwierigkeiten damit haben, die weite Fokussierungsposition bei geschlossenen Augen aufrechtzuerhalten, benutzen Sie die Visualisierungstechniken, die Sie in der Übung ›bildhafte Vorstellung‹ in dem Abschnitt über die Visualisation erlernt haben. Diejenigen, die kurzsichtig sind, sollten den Schwerpunkt auf den Teil der Übung legen, der sich mit der Ausdehnung der Fokussierung beschäftigt. Diejenigen, die weitsichtig sind, sollten den Schwerpunkt auf den Teil der Übung legen, der sich mit der Fokussierung auf nahe liegende Punkte beschäftigt.

7. Wiederholen Sie die Übung fünfmal.

Vorgehensweise Teil 2

1. Wiederholen Sie die Schritte von Teil 1 mit geschlossenem linken und offenem rechten Auge.

Vorgehensweise Teil 3

1. Wiederholen Sie die Schritte von Teil 1 mit geöffneten Augen.

Anmerkung: Während Sie das vierwöchige Übungsprogramm durchlaufen, vergrößern Sie sowohl die Entfernung von der Wandkarte als auch die Länge der Zeit, die Sie Ihre Augen geschlossen halten. Konzentrieren Sie sich auf die kleinstmöglichen Buchstaben. Wenn Sie in dem Programm fortschreiten, versuchen Sie es mit immer kleineren Buchstaben. Fordern Sie sich ständig heraus:

1. Woche – 2,40 Meter von der Wandkarte entfernt; halten Sie die Augen geschlossen, während Sie bis zwei zählen.

2. Woche – 3 Meter Entfernung von der Wandkarte; halten Sie die Augen geschossen, während Sie bis fünf zählen.

3. Woche – 3,60 Meter von der Wandkarte; halten Sie die Augen geschlossen, während Sie bis sieben zählen.

4. Woche – soweit wie möglich von der Wandkarte entfernt; halten Sie die Augen so lange wie möglich geschlossen.

Auswertung

1. Woche: Am Ende dieser Woche konnte ich/ konnte ich nicht die Fokussierung mit meinem linken Auge aufrechterhalten, während ich bis zwei zählte. Mit meinem rechten Auge? Mit beiden Augen? _____

2. Woche: Am Ende dieser Woche konnte ich/ konnte ich nicht den Brennpunkt in einer Entfernung von 3 Meter mit meinem linken Auge aufrechterhalten, während ich bis fünf zählte. Mit meinem rechten Auge? Mit beiden Augen? Wenn nicht, wo lag meine Grenze? _____

3. Woche: Am Ende dieser Woche konnte ich / konnte ich nicht den Brennpunkt in einer Entfernung von 3,60 Meter beibehalten, während ich bis sieben zählte. Mit meinem linken Auge? Mit meinem rechten Auge? Mit beiden Augen? _____

4. Woche: Am Ende dieser Woche konnte ich den Brennpunkt einer Entfernung von _____ beibehalten, während ich bis _____ zählte. Mit meinem linken Auge: _____ Mit meinem rechten Auge: _____ Mit beiden Augen:

_____

Übung 5: Leseflexibilität

Wenn wir erst einmal in der Lage sind, unseren Brennpunkt zu verändern und auf einfache Ziele gerichtet zu halten, können wir dazu übergehen, unsere Leseflexibilität zu verfeinern.

Einen Buchstaben klar zu erkennen ist nicht so schwer, wie seinen Brennpunkt von einem nahen auf einen fernen Punkt zu verändern, wenn man liest.

Wenn wir lesen, müssen wir ein kohärentes und verständliches Bild formen, das aus verschiedenen gedruckten Zeilen besteht.

Wie Sie beginnen

Requisiten:
Eine Zeitschrift oder ein Buch.
Die Vorderseite einer Zeitung mit verschiedenen, fettgedruckten Überschriften.

Brille:
Benutzen Sie Ihre Brille nur, wenn sie für klare Fernsicht gedacht ist.

219

Kinder:
Kinder, die noch nicht lesen können, brauchen diese Übung nicht zu machen. Alle anderen machen die Übung genauso wie Erwachsene.

Vorgehensweise

1. Befestigen Sie die Zeitung an der Wand. Stellen Sie sich so weit wie möglich von der Zeitung entfernt, um die meisten Überschriften klar lesen zu können.

2. Wählen Sie ein Buch oder eine Zeitschrift aus, mit ganzen, gedruckten Seiten. Halten Sie es so weit oder nah wie möglich vor die Augen, um immer noch deutlich lesen zu können.

3. Benutzen Sie beide Augen, und richten Sie Ihren Blick auf die Zeitung. Lesen Sie so viele Überschriften wie möglich, während Sie bis fünf zählen.

4. Wenden Sie Ihren Blick nun schnell auf die Zeitschrift, die Sie in der Hand halten. Lesen Sie und zählen Sie dabei bis fünf.

5. Achten Sie auf den zeitlichen Zwischenraum, den Sie brauchten, um Ihren Brennpunkt von weit auf nah umzustellen. Verlangsamte sich Ihre Lesegeschwindigkeit?

6. Verändern Sie Ihren Brennpunkt nun wieder schnell, und fahren Sie damit fort, die Zeitung an der Wand zu lesen, während Sie bis fünf zählen.

7. Achten Sie auf den zeitlichen Abstand, der zwischen der Anpassung Ihrer Fokussierung von nah auf fern lag. Verlangsamte sich Ihre Lesegeschwindigkeit?

8. Fahren Sie mit der Übung fort, wobei Sie zehnmal zwischen entferntem und nahem Ziel wechseln. Lesen Sie das Fernziel erneut, wenn dies notwendig ist, um den Übungsablauf von fern auf nah zehnmal zu machen. In dem Buch oder der Zeitschrift sollten Sie jedoch immer eine neue Seite lesen.

9. Wiederholen Sie die Übung zweimal.

Anmerkung: Wenn Sie Ihr vierwöchiges Übungsprogramm absolvieren, erhöhen Sie die Zeit, die Sie darauf verwenden, das jeweilige Ziel zu lesen:

1. Woche – Lesen Sie das ferne Ziel und zählen Sie bis fünf; lesen Sie das nahe Ziel und zählen Sie bis fünf.

2. Woche – Lesen Sie das ferne Ziel und zählen Sie bis zehn; lesen Sie das nahe Ziel und zählen Sie bis zehn.

3. Woche – Lesen Sie das ferne Ziel und zählen Sie bis fünfzehn; lesen Sie das nahe Ziel und zählen Sie bis fünfzehn.

4. Woche – Erhöhen Sie die Zeit bis zum Maximum.

Wenn Ihnen diese Übung leichter fällt, vergrößern Sie die Entfernung von der Zeit an der Wand und verringern Sie die Entfernung zur Zeitschrift oder dem Buch in Ihrer Hand. Bringen Sie Ihre Ziele in eine herausfordernde Entfernung.

Auswertung

1. *Woche:* War die Refokussierung von nah auf fern schwieriger als von fern auf nah? _____
Gelang es Ihnen, Ihren Brennpunkt von nah auf fern sofort zu verändern, nachdem Sie bis fünf gezählt hatten? _____ Von fern auf nah? _____

2. Woche: Die Fokussierungsflexibilität blieb gleich / nahm zu. Es war möglich, den Brennpunkt von nah auf fern zu verändern, nachdem ich bis zehn gezählt hatte. _____ Von fern auf nah.

3. Woche: Die Fokussierungsflexibilität blieb gleich / nahm zu. Es gelang mir, den Brennpunkt von nah auf fern sofort zu verändern, nachdem ich bis fünfzehn gezählt hatte. _____ Von fern auf nah._____

4. Woche: Eine sofortige Veränderung des Brennpunkts von nah auf fern war möglich, nachdem ich maximal bis _____ gezählt hatte. Von weit auf nah, nachdem ich maximal bis _____ gezählt hatte._____

Die Position der Ziele veränderte sich von:

1. Woche: Nahes Ziel: _____ Zentimeter von den Augen entfernt.
Fernes Ziel: _____ Meter von den Augen entfernt.

2. Woche: Nahes Ziel: _____ Zentimeter von den Augen entfernt.
Fernes Ziel: _____ Meter von den Augen entfernt.

3. Woche: Nahes Ziel: _____ Zentimeter von den Augen entfernt.
Fernes Ziel: _____ Meter von den Augen entfernt.

4. Woche: Nahes Ziel: _____ Zentimeter von den Augen entfernt.
Fernes Ziel: _____ Meter von den Augen entfernt.

Übung 6: Leseübung

Die Leseentfernung auf ein herausforderndes Maß zu erhöhen, kann die Sehfähigkeiten verbessern und ist darüber hinaus leicht in die täglichen Leseaktivitäten zu integrieren. Diese Übung ist in zwei Abschnitte unterteilt: Nummer 6a ist für kurzsichtige Menschen gedacht. Bei dieser Übung liegt der Schwerpunkt auf einer größeren Leseentfernung ohne Brille. Nummer 6b ist für weitsichtige und altersweitsichtige Menschen gedacht. Bei dieser Übung liegt der Schwerpunkt auf kürzeren Lesedistanzen entweder ohne Brille oder mit einer schwachen Brille.

Übung 6a

Wie Sie beginnen

Requisiten:
Ein Buch oder eine Zeitschrift.

Brille:
Keine Brille.

Kinder:
Gleiche Übung wie Erwachsene.

Vorgehensweise

Machen Sie die Übung, wobei beide Augen geöffnet sind, und jeweils mit nur einem geöffneten Auge.

1. Setzen Sie sich in einen bequemen Stuhl, bei vollem, aber nicht blendendem Licht.

2. Beginnen Sie, indem Sie das Lesematerial so dicht wie nötig vor die Augen halten, um eine klare Sicht zu erlangen.

3. Allmählich halten Sie das Lesematerial weiter von den Augen entfernt (ungefähr alle 30 Sekunden 2,5 Zentimeter), bis Ihre Sicht zu verschwimmen beginnt. Dies ist die erste Entfernung, in der Sie verschwommen sehen.

4. Wenn Sie die erste Entfernung des verschwommenen Sehens erreicht haben, schließen Sie Ihre Augen zehn Sekunden lang, während Sie Ihren Brennpunkt ungefähr 25 Zentimeter über die geschriebene Seite hinaus durch die geschlossenen Lider projizieren.

5. Während Sie Ihre Augenlider sanft öffnen, versuchen Sie, die Projektion Ihrer Sicht über die Seite hinaus aufrechtzuerhalten. Vermeiden Sie eine sofortige Refokussierung auf die Seite.

6. So langsam und sanft wie möglich lassen Sie Ihren Blick nun auf die Seite schweifen, bis Sie in der Lage sind, wieder klar zu lesen.

7. Beginnen Sie von dieser neuen Entfernung aus erneut zu lesen, und halten Sie das Lesematerial Schritt für Schritt immer weiter entfernt, dieses Mal in einem langsameren Rhythmus von ungefähr 2,5 Zentimetern pro Minute.

8. Wenn Ihre Sicht verschwommen wird, wiederholen Sie Schritt 4 bis 7, bis Sie Ihre Leseentfernung nicht mehr vergrößern können. Zeichnen Sie die größte Entfernung auf, in der Sie klar sehen konnten: _____

Anmerkung: Versuchen Sie diese Übung in Ihre täglichen Lesestunden zu integrieren, indem Sie mindestens 15 Minuten lang in der größtmöglichen Leseentfernung lesen.

Übung 6b

<u>Wie Sie beginnen</u>

Requisiten:
Ein Buch, eine Zeitschrift oder Zeitung.

Brille:
Wenn möglich, verwenden Sie keine Brille oder nur Ihre Fernbrille. Wenn nötig, benutzen Sie die schwächstmögliche Lesebrille.

1. Setzen Sie sich auf einen bequemen Stuhl in helles, aber nicht blendendes Licht (am wünschenswertesten wäre natürliches Sonnenlicht).

2. Beginnen Sie, indem Sie das Lesematerial so weit wie nötig entfernt halten, um eine klare Sicht zu erlangen.

3. Bringen Sie das Lesematerial allmählich näher an die Augen heran (alle 30 Sekunden ungefähr 2,5 Zentimeter), bis Ihre Sicht zu verschwimmen beginnt. Dies ist die erste Entfernung, in der Sie verschwommen sehen.

4. Wenn Sie die erste verschwommene Entfernung erreicht haben, schließen Sie Ihre Augen fünf Sekunden lang, während Sie Ihre Fokussierung ungefähr 12,5 Zentimeter vor die Seite mit geschlossenen Lidern projizieren.

5. Wenn Sie Ihre Augen nun langsam öffnen, versuchen Sie, Ihre Sicht weiterhin vor die Seite zu projizieren. Vermeiden Sie es, Ihren Brennpunkt sofort auf die Seite zu lenken.

6. Wenn die Worte wieder vollständig klar sind und sich Ihre Augen wohl fühlen, lesen Sie weiter. Wenn Sie tatsächlich übermäßig fokussieren und

die Schrift verschwommen ist, passen Sie Ihre Fokussierung auf die Seite so lange an, bis Sie wieder eine klare Sicht erzielt haben.

7. Lesen Sie aus dieser neuen Entfernung weiter, und halten Sie die Seite allmählich immer näher vor die Augen, dieses Mal in einem langsameren Tempo von 2,5 Zentimetern pro Minute.

8. Immer wenn die Schrift zu verschwimmen beginnt, wiederholen Sie Schritt 4 bis 7, bis Sie Ihre klare Leseentfernung nicht mehr verkürzen können. Zeichnen Sie die kürzeste Entfernung auf, in der Sie klar lesen konnten: _____

Anmerkung: Versuchen Sie, diese Übung in Ihre täglichen Lesestunden zu integrieren, indem Sie mindestens 15 Minuten lang lesen und das Buch oder die Zeitschrift in der kürzestmöglichen Leseentfernung halten.

Muskuläre Unausgewogenheiten, Fusionsprobleme und geringfügige Schwachsichtigkeit

Eine klare, binokulare Sicht ist von einer genauen Augenposition, einer gut kontrollierten Fokussierungskraft und dem gleichmäßigen Einsatz beider Augen abhängig. Wenn irgendein Teil des muskulären oder des Fokussierungssystems gestört ist, wird dies die Sehschärfe, das Wohlbefinden und die Effizienz der Augen verringern.

Diese Übungen sind dazu gedacht, die richtige Fixierung mit beiden Augen zu verbessern und uns dazu zu verhelfen, die Fokussierungsintensität zu steigern oder zu vermindern, wenn dies angemessen ist. Wir müssen nicht unbedingt auffallend schielen, um an den Folgen einer Fehlstellung der Augen zu leiden. Diese Übungen sind für diejenigen von uns von Nutzen, die ihre Augen nicht mehr richtig fixieren können, wenn sie müde sind, da muskuläre Unausgewogenheiten vorhanden sind, die Augen eine ungleiche Fokussierungskraft besitzen oder weil psychologische Gründe vorhanden sind (ein breit-peripherer Sehstil). Wenn wir kurzsichtig sind, lernen wir, wie wir Konvergenz abschwächen und die Muskelspannung im Auge lösen können. Wenn wir altersweitsichtig sind, stärken wir unsere Versorgungssysteme, um unsere Linse so flexibel wie möglich zu machen. Suppressionsprobleme werden dadurch behoben, indem wir lernen, unser ›sehendes‹ Auge zu entspannen, und zulassen, daß auch die Bilder unseres anderen Auges registriert werden.

Der Schlüssel zu diesen Übungen ist Entspannung. Lassen Sie zu, daß Ihre Augen entspannt und locker schauen. Dies ermöglicht, daß die informationsübermittelnden Nervenkreisläufe beider Augen funktionieren. Wenn Sie feststellen, daß Sie Schwierigkeiten damit haben, Ihre Augen zu koordinieren, schließen Sie sie vorübergehend. Benutzen Sie die Visualisierungsübungen. Rufen Sie eine entspannende Szene in der Ferne in sich wach. Stellen Sie sich vor, wie das Sonnenlicht auf Ihre beiden Augen fällt, wie ein Wasserfall. Stellen Sie sich die Energie vor, die von Ihrem Gehirn zu jedem Auge fließt. Spüren Sie, wie beide Augen in Topform arbeiten.

Wenn Sie vor Ihrem geistigen Auge wirklich die Szene in der Ferne betrachtet haben und vollkommen entspannt sind, kehren Sie zu der ursprünglichen Übung zurück.

Übung 1: Maß für Maß

Die folgende fünfteilige Übung ist dazu gedacht, die Divergenz und Fokussierungsflexibilität zu verbessern. Indem zwei getrennte Ziele in ein einziges Bild verschmolzen werden, trainieren wir erstens unsere Augen, sich in einer genauen Entfernung gleichmäßig auszurichten und zu divergieren, zweitens erhöhen wir unsere Fokussierungskraft bei unterschiedlichen Entfernungen, und drittens trainieren wir unsere Augen, volle Fusion zu erlangen, und wirken dem Impuls zur Suppression entgegen.

Wie Sie beginnen

Requisiten:
Ein Zollstock. Maß-für-Maß-Ziele 1 bis 4, Karten auf Seite 229 bis 235.

Brille:
Setzen Sie Ihre Brille nur auf, wenn dies absolut notwendig ist.

Kinder:
Gleiche Vorgehensweise wie bei Erwachsenen.

Vorgehensweise Teil 1

1. Schneiden Sie die Abbildung 24, Teil 1, aus. Befestigen Sie sie an einem Zollstock.

2. Wählen Sie irgendeinen Gegenstand, eine Lampe, ein Gemälde, eine Vase usw. als Fernziel aus.

3. Setzen Sie sich in einen bequemen Stuhl, und konzentrieren Sie sich auf das Fernziel.

4. Schieben Sie die Halbkreiskarte auf dem Zollstock auf die 15-Zentimeter-Markierung.

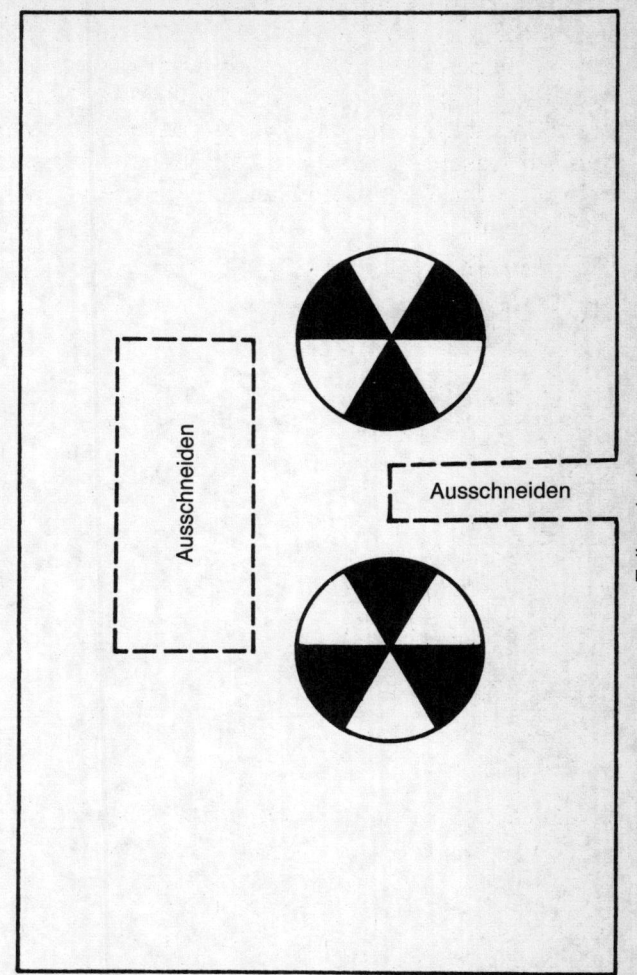

Abbildung 24/Teil 1

Halbkreis Zielkarte

Ausschneiden

Ausschneiden

Zollstock einsetzen

Zwei halbierte Kreise

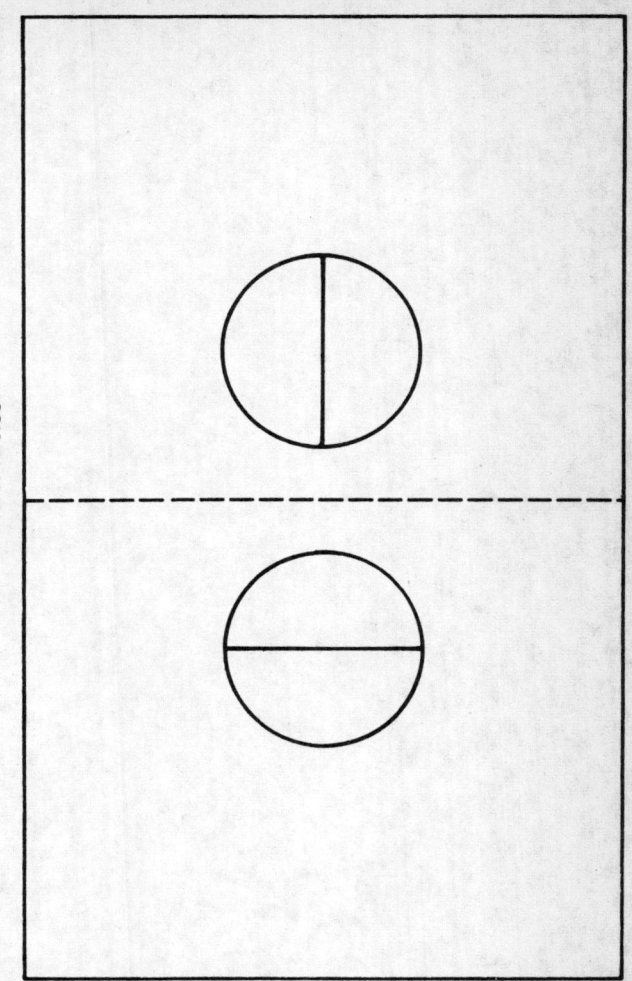

Hier falten

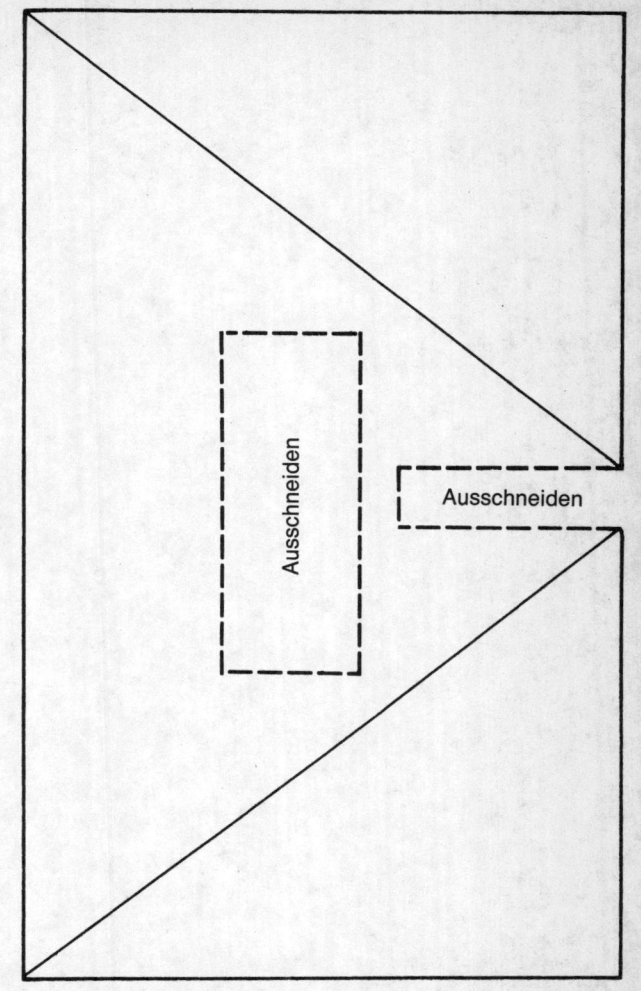

Abbildung 24/Teil 3

›X‹-Zielkarte

Ausschneiden

Ausschneiden

Zollstock einsetzen

233

Abbildung 24/Teil 4

One Fun-Zielkarte

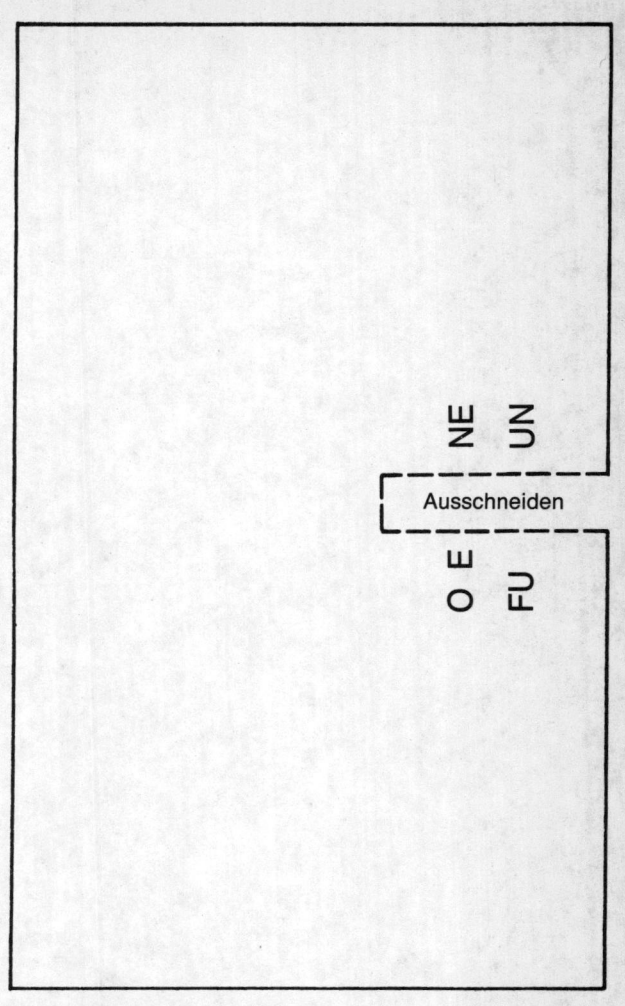

NE
UN

Ausschneiden

O E
FU

Zollstock einsetzen

5. Halten Sie den Zollstock in Höhe Ihres Nasen-rückens. Richten Sie die Karte etwas aus, so daß die Kreise klar zu erkennen sind.

6. Schließen Sie das linke Auge. Sie sollten mit Ihrem rechten Auge einen Kreis mit drei dunklen Sektoren erkennen können.

7. Schließen Sie das linke Auge. Sie sollten mit Ihrem linken Auge einen Kreis mit drei dunklen Sektoren erkennen können.

8. Öffnen Sie beide Augen. Konzentrieren Sie Ihren Blick auf beide Kreise gleichzeitig. Nun wird es so aussehen, als ob sie sich auf den beiden Seiten zweier Lineale befinden.

9. Blicken Sie nun durch das Loch in der Karte auf das ferne Ziel.

10. Mäßigen Sie die Fokussierung etwas, indem Sie Ihre Augen etwas nach innen auf einem Punkt lenken, der zwischen dem fernen Ziel und der Karte liegt. Benutzen Sie hierzu die ›Tiefe-des-Sehfeldes‹-Technik.

11. Erhöhen Sie sehr langsam die Konvergenz (wenden Sie die Augen nach innen, wobei Sie eine leichte Fokussierungsintensität beibehalten).

12. In der Mitte Ihres Sehfeldes sollte ein einziger Kreis auftauchen. Jeder Sektor sollte eine Mischung aus Schwarz und Weiß sein, was die gleichmäßige Sicht beider Augen widerspiegelt.

13. Haben Sie Schwierigkeiten damit, die Kreise zu verbinden oder keine Mischung von schwarzen und weißen Sektoren zu sehen, konvergieren Sie nicht ausreichend. Überschneiden sich zwei Kreise, konvergieren Sie übermäßig.

14. Wenn Sie keinen vollständigen Kreis erkennen können, wenden Sie Ihren Blick zurück auf das Fernziel und bringen Ihre Augen langsam wieder in eine konvergente Position.

15. Wenn es absolut notwendig ist, passen Sie die Kartenposition auf dem Zollstock leicht an, um Ihr Ziel erreichen zu können.

16. Wenn Sie die beiden Kreise erst einmal verbunden haben, behalten Sie diese Augenposition bei, während Sie bis fünf zählen. Versuchen Sie, den vollständig fusionierten Kreis klar zu erkennen. Halten Sie diese Position bei, während Sie bis fünf zählen.

17. Wenn die Kreise richtig fusioniert und klar zu erkennen sind, haben Sie es erfolgreich gemeistert, Ihre Augen nach innen zu fokussieren, während Sie nach außen divergieren, ein Zeichen guter Muskelflexibilität.

18. Wiederholen Sie diese Übung dreimal.

Anmerkung: Während Sie Ihr vierwöchiges Übungsprogramm durchlaufen, sollten Sie die Halbkreiskarte auf dem Zollstock immer weiter nach unten schieben. Entfernung von der Nasenbrücke:
1. Woche – 15 Zentimeter
2. Woche – 25 Zentimeter
3. Woche – 35 Zentimeter
4. Woche – soweit wie möglich

Vorgehensweise Teil 2

1. Schneiden Sie die Karte Abbildung 24, Teil 2, auf Seite 231 aus.

2. Falten Sie sie wie angegeben.

3. Schieben Sie die Karte über den Zollstock, so daß sie ein Zelt bildet mit einem Fleck auf jeder Seite.

4. Das rechte Auge betrachtet den rechten Fleck, das linke Auge den linken Fleck. Der Zollstock unterteilt die zwei Bilder räumlich, während Sie versuchen, die beiden Bilder zu fusionieren und klar zu sehen.

5. Bei einem vollkommen fusionierten Bild sollte ein › + ‹ erscheinen, das sich deutlich in der Mitte des Kreises befindet. Wenn sich das Kreuz nicht in der Mitte befindet oder nicht geschlossen ist, haben Sie Ihre Augen nicht gleichmäßig oder genügend konvergiert. Wenn sich horizontale und vertikale Linien übereinanderschieben, haben Sie übermäßig konvergiert.

6. Steigern Sie die Entfernung wie in Teil 1.

Vorgehensweise Teil 3

1. Schneiden Sie die Abbildung 24, Teil 3, auf Seite 233 aus. Schneiden Sie an der markierten Stelle einen Schlitz für den Zollstock aus.

2. Schieben Sie die Karte auf den Zollstock. Gehen Sie vor wie in Teil 1.

3. Wenn Ihre Fusion stimmt, werden die Zielpunkte auf beiden Seiten der Karte ein ›x‹ in der Mitte der Karte bilden.

4. Versuchen Sie, daß das Kreuz gleichmäßig ist, so daß die oberen und unteren Linien des ›x‹ die gleiche Länge haben.

5. Versuchen Sie, das Kreuz im Blick zu halten, während Sie bis fünf zählen. Klären Sie das Bild.

6. Halten Sie das Ziel in den nachfolgenden Entfernungen vor die Augen:
1. Woche – Halten Sie das Ziel 15 Zentimeter von der Nase entfernt.
2. Woche – Halten Sie das Ziel 25 Zentimeter von der Nase entfernt.
3. Woche – Halten Sie das Ziel 35 Zentimeter von der Nase entfernt.
4. Woche – Halten Sie das Ziel so weit wie möglich von der Nase entfernt.

Vorgehensweise Teil 4

1. Halten Sie den Zollstock an die Nasenspitze.

2. Blicken Sie den Zollstock entlang in die Ferne. Stellen Sie sich an ein Fenster oder in die Ecke eines Raumes, so daß Sie mindestens 6 Meter weit sehen können, je weiter, desto besser.

3. Nun sollten parallele Zollstöcke auftauchen. Konzentrieren Sie sich darauf, auf das am weitesten entfernte Ziel zu starren, das sich zwischen den Enden der beiden Zollstöcke befindet. Halten Sie Ihren Blick auf das Ziel gerichtet, und zählen Sie bis fünf.

4. Wenn es Ihnen leichtfällt, die parallelen Zollstöcke vor Ihrem Blick aufrechtzuerhalten, neigen Sie Ihren Kopf leicht nach rechts und nach links. Üben Sie dies, bis Sie die parallelen Zollstöcke weiterhin sehen können, während Sie Ihren Kopf zur Seite neigen.

Vorgehensweise Teil 5

1. Schneiden Sie die Karte Abbildung 24, Teil 4, auf Seite 235 aus. Schneiden Sie an der markierten Stelle einen Schlitz für den Zollstock ein.

2. Gehen Sie vor wie in Teil 1, beginnend bei 15 Zentimetern.

3. Wenn das Bild vollständig fusioniert und zentriert ist, sollten Sie die beiden Wörter ›ONE‹ und ›FUN‹, die untereinander stehen, lesen können.

4. Bemühen Sie sich als erstes, die Buchstaben zu fusionieren. Können Sie die Fusion aufrechterhalten, während Sie bis fünf zählen, bemühen Sie sich nun, die Buchstaben klar zu sehen, so daß sie lesbar und in der richtigen Position sind.

5. Denken Sie daran, daß dies dadurch erreicht wird, daß Sie Ihre Fokussierung entspannen, nicht indem Sie sich anstrengen oder sich dazu zwingen. Wenn Sie zu angestrengt daran arbeiten, werden Sie nicht in der Lage sein, die Bilder zu verbinden. Benutzen Sie die Prinzipien der ›Feldtiefe‹, um eine ›allgemeine‹ Fokussierung aufrechtzuerhalten.

6. Diese Übung sollte nur in der 3. und 4. Trainingswoche praktiziert werden.
   3. Woche – Beginnen Sie mit einer Entfernung von 15 Zentimeter von der Nasenspitze. Steigern Sie diese Entfernung im Laufe der Woche auf 25 Zentimeter von der Nasenbrücke.
   4. Woche – Beginnen Sie mit einer Entfernung von 35 Zentimeter von der Nasenspitze, und steigern Sie die Entfernung bis zum Maximum.

Auswertung

1. Teil 1

   1. *Woche:* Ich konnte / konnte nicht die Halbkreise in einer Entfernung von 15 Zentimeter fusionieren und klar erkennen.

2. Woche: Ich konnte / konnte nicht die Halbkreise in einer Entfernung von 25 Zentimeter fusionieren und klar erkennen.

3. Woche: Ich konnte / konnte nicht die Halbkreise in einer Entfernung von 35 Zentimeter fusionieren und klar erkennen.

4. Woche: Ich konnte die Halbkreise in einer Entfernung bis zu _____ Zentimeter fusionieren und klar erkennen.

2. Teil 2

1. Woche: Ich konnte / konnte nicht die beiden Kreise mit dem Kreuz in einer Entfernung von 15 Zentimeter fusionieren und sie klar erkennen.

2. Woche: Ich konnte / konnte nicht die Kreise mit dem Kreuz in einer Entfernung von 25 Zentimeter fusionieren und klar erkennen.

3. Woche: Ich konnte / konnte nicht die Kreise mit dem Kreuz in einer Entfernung von 35 Zentimeter fusionieren und klar erkennen.

4. Woche: Ich konnte die Kreise mit dem Kreuz in einer Entfernung von _____ Zentimeter fusionieren und klar erkennen.

3. Teil 3

1. Woche: Ich konnte / konnte nicht das ›X‹ in einer Entfernung von 15 Zentimeter fusionieren.

2. Woche: Ich konnte / konnte nicht das ›X‹ in einer Entfernung von 25 Zentimeter fusionieren.

3. Woche: Ich konnte / konnte nicht das ›X‹ in einer Entfernung von 35 Zentimeter fusionieren.

4. Woche: Ich konnte das ›X‹ in einer Entfernung von _____ Zentimeter fusionieren.

4. Teil 4

1. Woche: Ich konnte / konnte nicht parallele Zollstöcke vor meinem Blick aufrechterhalten.
Ich konnte / konnte nicht parallele Zollstöcke vor meinem Blick aufrechterhalten, während ich die Position meines Kopfes veränderte.

2. Woche: Ich konnte / konnte nicht parallele Zollstöcke vor meinem Blick aufrechterhalten.
Ich konnte / konnte nicht parallele Zollstöcke vor meinem Blick aufrechterhalten, während ich die Position meines Kopfes veränderte.

3. Woche: Ich konnte / konnte nicht parallele Zollstöcke vor meinem Blick aufrechterhalten.
Ich konnte / konnte nicht parallele Zollstöcke vor meinem Blick aufrechterhalten, während ich die Position meines Kopfes veränderte.

4. Woche: Ich konnte / konnte nicht parallele Zollstöcke vor meinem Blick aufrechterhalten.
Ich konnte / konnte nicht parallele Zollstöcke vor meinem Blick aufrechterhalten, während ich die Position meines Kopfes veränderte.

5. Teil 5

3. Woche: Ich konnte / konnte nicht das Buchstabenziel in einer Entfernung von 15 Zentimeter fusionieren und klar erkennen. Ich vergrößerte die Entfernung auf _____ Zentimeter.

4. Woche: Ich konnte / konnte nicht das Buchstabenziel in einer Entfernung von 35 Zentimeter fusionieren und klar erkennen. Ich steigerte die Entfernung auf _____ Zentimeter.

Übung 2

Mit dieser Übung können Sie lernen, Ihre Konvergenz zu erhöhen, ohne die Fokussierungsintensität zu steigern. Sie ist von Vorteil für Menschen, die kurz- und weitsichtig sind und an Altersweitsichtigkeit und mangelnder Konvergenz leiden. Wenn Sie an Schwachsichtigkeit oder Suppression leiden, kann Ihnen diese Übung zu Anfang möglicherweise Schwierigkeiten bereiten, aber während Ihres Trainingsprogramms sollten Sie in der Lage sein, sie zu bewerkstelligen.

Wie Sie beginnen

Requisiten:
Karte auf Seite 201 (benutzen Sie die unbedruckte Seite der Abbildung).
Karte mit keilförmigen Sektoren, Abbildung 25, auf Seite 245.

Brille:
Benutzen Sie Ihre Brille nur, wenn dies absolut notwendig ist.

Kinder:
Gleiche Vorgehensweise wie Erwachsene.

Vorgehensweise

1. Befestigen Sie Abbildung 25 an der Wand.

2. Stellen Sie sich in einer Entfernung von 50 Zentimetern vor die Karte.

3. Halten Sie die Karte Abbildung 23 in einer Entfernung von 30 Zentimetern vor Ihre Augen.

Abbildung 25

Karte mit keilförmigen Sektoren

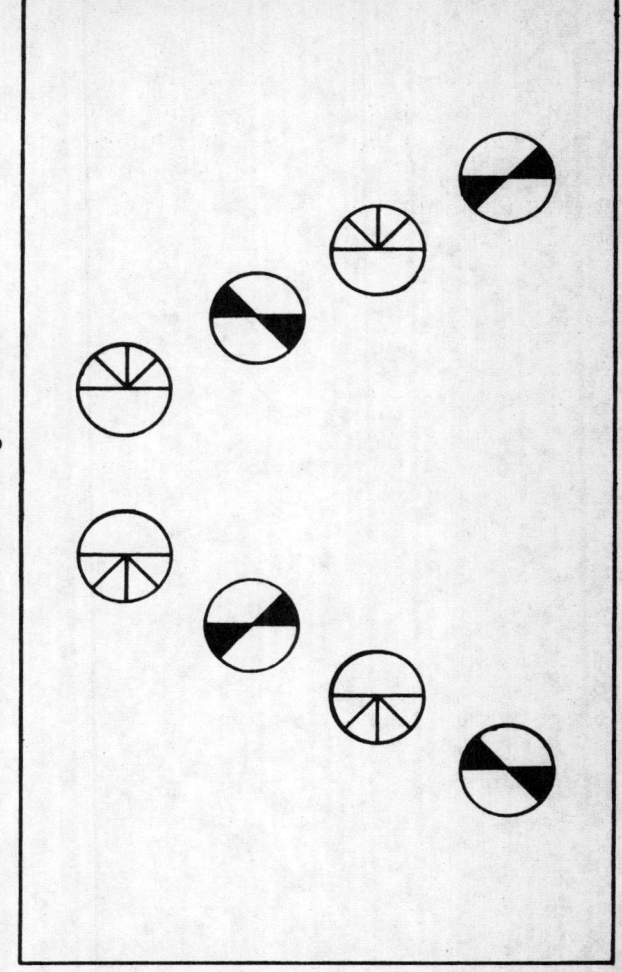

4. Schließen Sie das linke Auge. Sie sollten nur die linke Seite der keilförmigen Sektoren mit Ihrem rechten Auge sehen. Verändern Sie die Position der Karte so lange, bis Ihnen dies gelingt.

5. Öffnen Sie das linke Auge, und schließen Sie das rechte Auge. Nun sollten Sie in der Lage sein, mit dem linken Auge nur die rechte Seite der keilförmigen Sektoren zu sehen. Verändern Sie die Position der Karte so lange, bis Ihnen dies gelingt.

6. Fahren Sie damit fort, die Karte in die richtige Position zu bringen (nach innen und außen, rechts und links), bis sie sich in einer Position befindet, wo das rechte Auge die linken Kreise mit den keilförmigen Sektoren und das linke Auge die rechten Kreise mit den keilförmigen Sektoren sehen kann.

7. Öffnen Sie beide Augen, und betrachten Sie die Karte. Nun sollten Sie in der Lage sein, beide Seiten der Abbildung gleichzeitig zu sehen. Zu Anfang sehen Sie möglicherweise nicht klar.

8. Bringen Sie die Öffnung in der Karte in die Mitte, und konzentrieren Sie sich auf die obere Reihe der Kreise.

9. Blicken Sie direkt, aber nicht angestrengt auf die Spitze der beiden Symbole. Sie sollten in der Mitte ein vollständig fusioniertes Bild sehen. Zu Anfang muß es nicht klar sein.

10. Halten Sie das fusionierte Bild aufrecht, während Sie bis fünf zählen.

11. Schließen Sie beide Augen, und entspannen Sie sie.

12. Wiederholen Sie die Fusion. Halten Sie die Fusion aufrecht, und stellen Sie ein klares Bild her, während Sie bis zehn zählen.

13. Schließen Sie die Augen, und entspannen Sie sie. Wiederholen Sie die Fusionsübung fünfmal. Denken Sie daran, daß die Fusion erreicht wird, indem Sie die Fläche der Karte konvergieren. Klarheit erzielen Sie dadurch, daß Sie die Fokussierungsintensität entspannen. Sie können die Fokussierung und Klarheit nicht erzwingen.

Anmerkung: Während Sie das Übungsprogramm durchlaufen, werden Sie die Symbole fusionieren, die weiter voneinander entfernt sind, wobei Sie die Karte Abbildung 23 näher an die Augen führen.
1. Woche: Fusionieren Sie die oberste Reihe der Kreise.
2. Woche: Fusionieren Sie die zweite Reihe der Kreise.
3. Woche: Fusionieren Sie die dritte Reihe der Kreise.
4. Woche: Fusionieren Sie die vierte Reihe der Kreise.

Auswertung

1. Woche: Ich konnte / konnte nicht die oberste Reihe fusionieren. _____
2. Woche: Ich fusionierte _____ Reihen.
3. Woche: Ich fusionierte _____ Reihen.
4. Woche: Ich fusionierte _____ Reihen.

Übung 3: Innere Röhren

Diese Übung ist in zwei Teile unterteilt: die Übung der Konvergenz und Divergenz. Sie sollten sich aber erst an diese Übung heranwagen, wenn Sie Teil 1 von Übung 2 beherrschen. Die Röhrenübung verfeinert die Konvergenz und Divergenz. Dabei wird keine Karte mit einer Öffnung verwendet. Dies bedeutet, daß Sie sich auf Ihre eigene Fähigkeit verlassen müssen, Konvergenz herzustellen und zu fokussieren. Wenn Sie diese Übung mühelos machen können, werden Sie in der Lage sein, in alltäglichen Situationen, die Ihre Augen fordern, dieselbe Kontrolle auszuüben.

Wie Sie beginnen

Requisiten:
Karte mit Röhren auf Seite 251, Abbildung 26.

Brille:
Machen Sie die Übung erst mit, dann ohne Brille.

Kinder:
Gleiche Vorgehensweise wie Erwachsene.

Vorgehensweise Konvergenz

1. Setzen Sie sich auf einen bequemen Stuhl. Halten Sie die Karte auf Armlänge. Legen Sie ein Blatt weißes Papier hinter die Abbildung, um den ausgeschnittenen Keil zwischen den Röhren zu verdecken.

2. Fixieren Sie Ihren Blick auf die untersten zwei Kreise (die weiteste Entfernung der Ziele am oberen Ende).

3. Stellen Sie sich eine Linie vor, die Ihre Nasenspitze mit einem Punkt in der Mitte zwischen den beiden unteren Kreisen verbindet.

4. Konvergieren Sie Ihren Blick auf einen Punkt auf der imaginären Linie zwischen Ihnen und dem Ziel. Sie können Ihren Finger benutzen, um Ihre Augen zu dem richtigen Platz vor dem Ziel zu führen.

5. Nun sollten Sie sehen, wie aus den beiden ursprünglichen Kreisen vier, dann drei werden. Der Kreis in der Mitte sollte dabei ein vollständig fusioniertes Bild aus den beiden Originalen sein.

6. Lenken Sie Ihren konvergenten Blick entlang der imaginären Linie wieder zurück zu Ihrer Nasenspitze.

7. Ihre Augen stehen dann richtig, wenn Sie wieder drei Kreise sehen. (Fixieren Sie sich auf den mittleren ›dritten‹ Kreis, und halten Sie Ihren Blick darauf gerichtet).

8. Klären Sie das Bild und die Buchstaben auf dem fusionierten, dritten Kreis. Versuchen Sie, ein vollständiges und klares Gesicht in der Röhre zu erhalten, und vermeiden Sie es, Buchstaben auszulassen.

9. Halten Sie das vollständig fusionierte Bild aufrecht, während Sie bis fünf zählen.

10. Schließen Sie Ihre Augen, und entspannen Sie sie, indem Sie Ihren Blick hinter geschlossenen Lidern in die Ferne schweifen lassen.

11. Wiederholen Sie die Übung fünfmal.

12. Üben Sie, das fusionierte Bild aufrechtzuerhalten, und lassen Sie Ihren Blick dann langsam und entspannt entlang der imaginären Linie zurücklaufen, bis das fusionierte Bild verschwindet und Sie mühelos die ursprünglichen zwei Kreise erkennen können.

13. Wiederholen Sie diesen Vorgang bei jedem Kreispaar. Je größer der Abstand zwischen den Röhren, um so schwieriger ist die Übung.

Abbildung 26

Karte mit Röhren

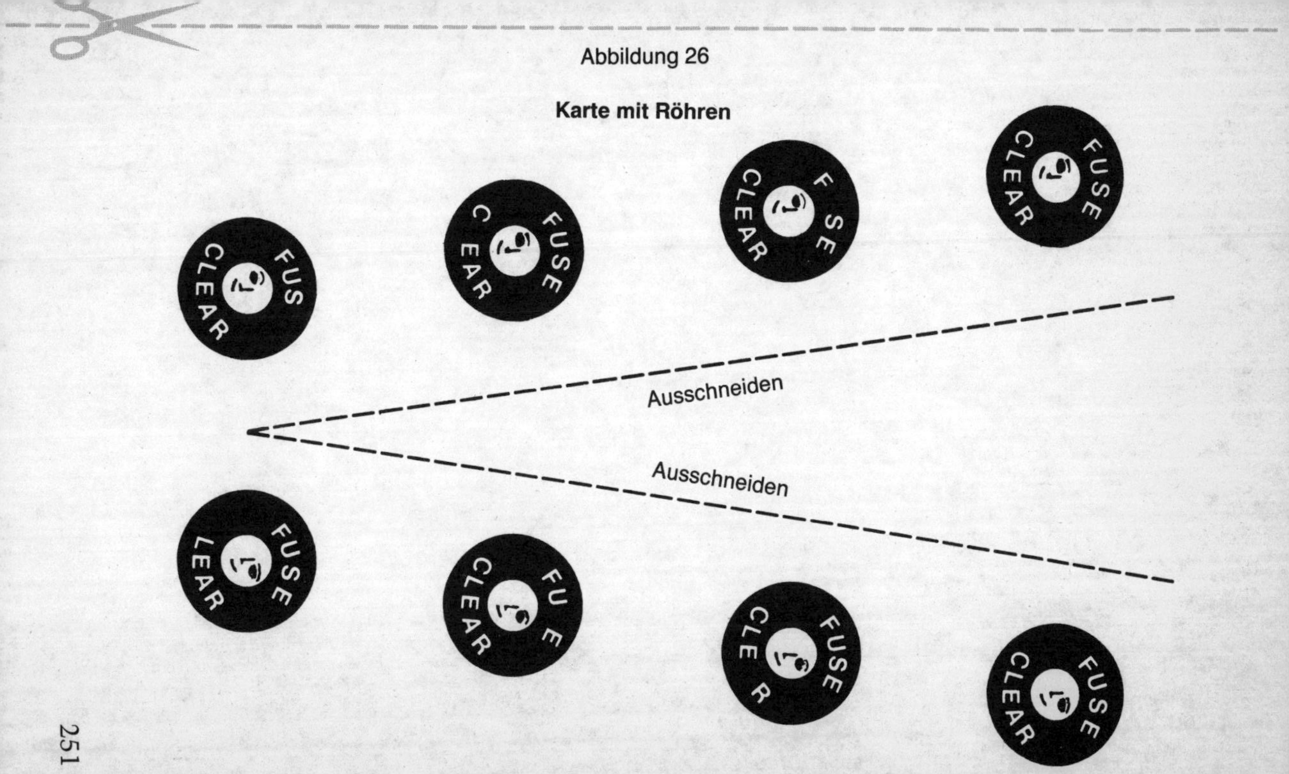

Ausschneiden

Ausschneiden

Anmerkung: Während Sie das vierwöchige Trainingsprogramm durchlaufen, verringern Sie die Entfernung zu den Zielen.

1. Woche − Halten Sie die Zielkarte 50 Zentimeter von den Augen entfernt.

2. Woche − Halten Sie die Zielkarte 40 Zentimeter von den Augen entfernt.

3. Woche − Halten Sie die Zielkarte 30 Zentimeter von den Augen entfernt.

4. Woche − Halten Sie die Zielkarte 20 Zentimeter von den Augen entfernt.

Vorgehensweise Divergenz

1. Nehmen Sie das Blatt Papier, das Sie hinter die Zielkarte gelegt hatten, weg.

2. Wählen Sie sich ein fernes Zielobjekt aus. Es sollte ungefähr 4,50 Meter von Ihnen entfernt sein.

3. Halten Sie die Karte zehn Zentimeter vor Ihre Augen.

4. Lenken Sie Ihren Blick durch die Öffnung in der Karte, wobei Sie auf das ferne Ziel blicken.

5. Entfernen Sie die Karte langsam bis auf 15 Zentimeter von Ihren Augen, und blicken Sie auf die beiden unteren Kreise. Zwischen den beiden abgebildeten Kreisen sollte ein dritter, fusionierter Kreis auftauchen, der sich in der Öffnung und etwas ›hinter‹ der Karte befindet.

6. Entspannen Sie Ihre Augen. Halten Sie das Bild von dem dritten Kreis aufrecht, wobei Sie bis zehn zählen. Klären Sie die Buchstaben auf dem fusionierten, dritten Kreis, und lesen Sie sie. Sorgen Sie dafür, daß Sie das Gesicht auf der inneren Röhre klar erkennen können, und vermeiden Sie

es, Buchstaben auszulassen, während Sie bis fünf zählen. Wenn Sie vier Kreise sehen, gleichen Sie Ihre Divergenz aus, indem Sie die Fixierung Ihres Blickes auf verschiedene Punkte zwischen den nahen und fernen Zielen richten.

7. Wiederholen Sie den Vorgang für jedes Röhrenpaar, wobei Sie auf der Karte zu immer höheren Ebenen der Divergenz übergehen.

8. Wiederholen Sie die Übung fünfmal.

Anmerkung: Während Sie das vierwöchige Übungsprogramm durchlaufen, sollten Sie die Entfernung von der Zielkarte vergrößern.

1. Woche – Halten Sie die Karte 15 Zentimeter von den Augen entfernt. Fusionieren Sie Zeile 1.
2. Woche – Halten Sie die Karte 25 Zentimeter von den Augen entfernt. Fusionieren Sie Zeile 1 und 2.
3. Woche – Halten Sie die Karte 30 Zentimeter von den Augen entfernt. Fusionieren Sie Zeile 1 bis 3.
4. Woche – Halten Sie die Karte 40 Zentimeter von den Augen entfernt. Fusionieren Sie Zeile 1 bis 4.

Auswertung

Konvergenz
1. Woche: Ich konnte 1 / 2 / 3 / 4 Kreise auf eine Entfernung von _____ Zentimeter fusionieren und klar sehen.
2. Woche: Ich konnte 1 / 2 / 3 / 4 Kreise auf eine Entfernung von _____ Zentimeter fusionieren und klar sehen.
3. Woche: Ich konnte 1 / 2 / 3 / 4 Kreise auf eine Entfernung von _____ Zentimeter fusionieren und klar sehen.

4. Woche: Ich konnte 1 / 2 / 3 / 4 Kreise auf eine Entfernung von _____ Zentimeter fusionieren und klar sehen.

Divergenz
1. Woche: Ich konnte 1 / 2 / 3 / 4 Kreise auf eine Entfernung von _____ Zentimeter fusionieren und klar sehen.
2. Woche: Ich konnte 1 / 2 / 3 / 4 Kreise auf eine Entfernung von _____ Zentimeter fusionieren und klar sehen.
3. Woche: Ich konnte 1 / 2 / 3 / 4 Kreise auf eine Entfernung von _____ Zentimeter fusionieren und klar sehen.
4. Woche: Ich konnte 1 / 2 / 3 / 4 Kreise auf eine Entfernung von _____ Zentimeter fusionieren und klar sehen.

Übung 4: Faden und Knöpfe

Wir haben diese Übung bereits ausprobiert (siehe Abbildung 20a, 20b). Nun wollen wir sie dazu benutzen, die Fixierung und Konvergenz zu üben und Suppression zu überwinden.

Wie Sie beginnen

Requisiten:
Einen Bindfaden von 3,60 Meter Länge. Drei Knöpfe, Perlen, Dichtungsringe, etc., die sich leicht an dem Faden befestigen lassen.

Brille:
Setzen Sie Ihre Brille nur auf, wenn dies notwendig ist, um Konvergenz und eine klare Sicht zu erzielen.

Kinder:
Gleiche Vorgehensweise wie Erwachsene.

Vorgehensweise

1. Binden Sie den Faden an einen Türknopf.

2. Bringen Sie die Knöpfe 15 Zentimeter, 45 Zentimeter und 1,20 Meter vom losen Fadenende entfernt an.

3. Halten Sie das Fadenende an Ihre Nasenspitze. Der Faden sollte in einem leichten Winkel von Ihrer Nase zum Türknopf nach unten hängen.

4. Fixieren Sie Ihren Blick auf das Loch in dem ersten Knopf. Sie sollten zwei Fäden sehen, die durch das Knopfloch laufen.

5. Schließen Sie das rechte Auge. Der linke Faden sollte nun verschwinden. Schließen Sie das linke Auge. Nun sollte der rechte Faden verschwinden.

6. Öffnen Sie die Augen. Richten Sie Ihren Blick auf das Loch im ersten Knopf. Das Loch sollte klar zu erkennen sein, und die beiden Fäden sollten sich exakt in der Öffnung kreuzen.

7. Achten Sie auf folgende Probleme:
Zentrale Suppression: Der Faden auf der rechten oder linken (oder abwechselnd rechten und linken) Seite ist unvollständig oder verschwommen, wo er in das Loch eintritt.
Periphere Suppression: Ein Faden oder abwechselnd beide Fäden verschwimmen in den Fadenabschnitten hinter dem Knopf.
Totale Suppression: Ein Faden verschwindet entweder vollständig oder vorübergehend.
Übermäßige Konvergenz: Die Fäden kreuzen sich vor dem Knopfloch.
Mangelnde Konvergenz: Die Fäden kreuzen sich hinter dem Knopfloch.

8. Sorgen Sie für eine entspannte Fokussierung. Fixieren Sie beide Augen präzise auf das Loch. Wenn Sie die Fäden vollständig erkennen können und sie sich in einem deutlich erkennbaren Loch kreuzen, halten Sie dieses Bild aufrecht und zählen bis zehn.

9. Schließen Sie die Augen, und entspannen Sie die Fokussierung.

10. Gehen Sie nun den Faden hinab zum zweiten Knopf. Wiederholen Sie die Übung.

11. Dann machen Sie die Übung mit dem am weitesten entfernten Knopf.

12. Wiederholen Sie den Vorgang fünfmal.

Abwandlung der Übung: Versuchen Sie die Übung ohne Knöpfe. Stellen Sie sich vor, daß ein kleiner Käfer auf dem Faden sitzt, nahe bei Ihrer Nasenspitze, und beobachten Sie, wie er langsam den Faden hinunterläuft. Halten Sie eine genaue Fixierung der Augen aufrecht. Gleichen Sie die Fokussierung aus, und konvergieren Sie sanft und gleichmäßig. Sorgen Sie dafür, daß Sie beide Fäden klar und deutlich erkennen können.

Anmerkung: Während Sie das vierwöchige Übungsprogramm durchlaufen, verändern Sie die Position der Knöpfe.

Entfernung von der Nasenspitze

1. Woche: 25 Zentimeter / 45 Zentimeter / 1,20 Meter
2. Woche: 20 Zentimeter / 35 Zentimeter / 1,80 Meter
3. Woche: 15 Zentimeter / 30 Zentimeter / 2,40 Meter
4. Woche: 10 Zentimeter / 25 Zentimeter / 3 Meter

Anmerkung: Wenn Suppression auftaucht, schließen Sie die Augen. Rufen Sie das Bild der beiden Fäden vor Ihrem geistigen Auge wach, die sich im Knopfloch kreuzen. Entspannen Sie sich. Bekommen Sie ein Gefühl für das Bild. Dann öffnen Sie wieder die Augen und fixieren Ihren Blick sanft auf den Faden. Wiederholen Sie dies so oft wie nötig. Um Sie daran zu erinnern, welches Auge an Suppression leidet, schließen Sie immer nur ein Auge auf einmal, so daß Sie mit jedem Auge auf den Faden blicken. Fixieren Sie Ihren Blick erneut. Wiederholen Sie dies so oft wie nötig. Denken Sie daran, entspannt zu schauen, da Suppression durch zu angestrengtes Schauen verursacht wird.

Wenn übermäßige Konvergenz auftaucht, schließen Sie die Augen. Visualisieren Sie eine Szene in der Ferne. Entspannen Sie sich. Öffnen Sie Ihre Augen wieder. Lassen Sie Ihren Blick weiterhin in die Ferne schweifen. Lenken Sie ihn nun ganz langsam nach innen, bis sich die Fäden im Knopfloch kreuzen.

Wenn übermäßige Divergenz auftaucht, schließen Sie die Augen. Stellen Sie sich vor, daß sich der Knopf direkt vor Ihrer Nasenspitze befindet. Spüren Sie, wie sich die Augen nach innen drehen. Öffnen Sie die Augen, und halten Sie die nahe Fokussierung aufrecht. Lösen Sie die Fokussierung langsam, bis sich die Fäden in dem Knopfloch kreuzen.

Auswertung:

1. *Woche:* Wegen mangelnder Suppression gelingt es mir / nicht, daß sich die Fäden richtig kreuzen.
Sie kreuzen sich in einer Entfernung von _____ Zentimeter und / oder _____ Meter.

2. Woche: Wegen mangelnder Suppression gelingt es mir / nicht, daß sich die Fäden richtig kreuzen.
Sie kreuzen sich in einer Entfernung von _____ Zentimeter und / oder _____ Meter.

3. Woche: Wegen mangelnder Suppression gelingt es mir / nicht, daß sich die Fäden richtig kreuzen.
Sie kreuzen sich in einer Entfernung von _____ Zentimeter und / oder _____ Meter.

4. Woche: Wegen mangelnder Suppression gelingt es mir / nicht, daß sich die Fäden richtig kreuzen.
Sie kreuzen sich in einer Entfernung von _____ Zentimeter und / oder _____ Meter.

Ich kann / nicht die Übung mit dem Käfer auf dem Faden durchführen, ohne die Fixierung zu verlieren oder an Suppression zu leiden. Zu Anfang konnte ich dem _____ Sekunden lang widerstehen. Ich habe bei dieser Übung folgende Fortschritte gemacht: In der 2. Woche _____ Sekunden; in der 3. Woche _____ Sekunden; in der 4. Woche _____ Sekunden.

Übung 5: Spieglein, Spieglein...

Diese Übung ist dazu gedacht, die Fusion zu stärken. Indem jedem Auge zwei separate Bilder präsentiert werden, die dann ein einziges Bild formen, können wir sofort erkennen, ob wir Fusion erzielt haben. Die Verbesserung der Fusionsfähigkeit hängt von einem Gleichgewicht der Fokussierungsfähigkeit und der Funktion der Muskeln ab. Die Fusion ist eine Gehirnfunktion, weshalb wir, wenn wir daran arbeiten, die richtige Augenposition und Fokussierung zu erlangen, an zwei Bilder denken müssen, die durch die Augen über die Nervenbahnen zum Gehirn fließen. Achten Sie darauf, wie die Bilder im Gehirn gespeichert werden. Wirken Sie einem Fusionszusammenbruch entgegen, indem Sie die Augen entspannen und sich auf eine gleichmäßige Übermittlung der Bilder einstimmen.

Wie Sie beginnen

Requisiten:
Ein großer Spiegel, wie beispielsweise ein Wandspiegel.
Ein kompakter Handspiegel.

Brille:
Machen Sie die Übung erst mit, dann ohne Brille.

Kinder:
Gleiche Vorgehensweise wie Erwachsene.

Vorgehensweise

1. Stellen Sie sich in einer Entfernung von 50 Zentimeter vor den Spiegel und blicken Sie hinein.

2. Halten Sie den Handspiegel in Ihrer rechten Hand auf den großen Spiegel gerichtet. Ihr linkes Auge sollte in dem großen Spiegel, Ihr rechtes Auge in dem kleinen Spiegel zu sehen sein.

3. Passen Sie die Haltung des kleinen Spiegels so an, daß das Bild Ihres Gesichts einheitlich und kohärent ist. Dies kann Zeit erfordern.

4. Richten Sie Ihren Blick auf die beiden Spiegel. Halten Sie die Fusion aufrecht, wobei Sie bis fünf zählen.

5. Führen Sie den kleinen Spiegel nun langsam auf Ihr rechtes Auge zu. Halten Sie ihn in einer geraden Linie, so daß das Bild Ihres Gesichts in den beiden Spiegeln mehr oder weniger einheitlich ist.

6. Wenn sich der kleine Spiegel dicht vor Ihrem Gesicht befindet, werden Sie einen Teil Ihres rechten Auges größer sehen als Ihr linkes Auge. Sie werden feststellen, daß Sie abwechselnd Ihr Gesicht in dem großen Spiegel und dann in dem kleinen sehen.

7. Die Teile Ihres Gesichts in jedem Spiegel werden nicht genau übereinstimmen. Die Fusion ist unterbrochen.

8. Passen Sie den kleinen Spiegel an, indem Sie ihn so lange neigen, bis Sie wieder ein einheitliches Bild in beiden Spiegeln erhalten. Entspannen Sie Ihren Blick. Akzeptieren Sie beide Bilder, die Sie empfangen.

9. Schließen Sie von Zeit zu Zeit Ihr rechtes und linkes Auge, um zu überprüfen, ob Sie in der Tat ein fusioniertes Bild aus beiden Reflexionen formen.

10. Wenn Sie sicher sind, daß Sie Fusion erzielt haben, halten Sie das Bild aufrecht, wobei Sie bis zehn zählen.

11. Nun neigen Sie Ihren Kopf wieder leicht von einer Seite zur anderen, während Sie die Spiegel ruhig halten. Halten Sie Ihre beiden Augen auf die Bilder in den Spiegeln fixiert. Halten Sie dabei während der ganzen Zeit die fusionierte, binokulare Sicht aufrecht.

12. Wiederholen Sie die Übung zweimal.

13. Nehmen Sie den Handspiegel nun in die linke Hand, und bringen Sie ihn vor das linke Auge. Ihr rechtes Auge sollte in dem großen, Ihr linkes in dem kleinen Spiegel zu sehen sein. Wiederholen Sie die Übung.

Anmerkung: Um den Schwierigkeitsgrad zu erhöhen, bringen Sie den Handspiegel so dicht wie möglich vor das Gesicht, während Sie die Fusion aufrechterhalten.

Auswertung:

1. Woche: Ich konnte / konnte nicht die Fusion aufrechterhalten, während ich bis fünf zählte. Ich konnte das Bild in dem Handspiegel in einer Entfernung von _____ Zentimeter von meinem Gesicht fusionieren.

2. Woche: Ich konnte / konnte nicht die Fusion aufrechterhalten, während ich bis zehn zählte. Ich konnte das Bild in dem Handspiegel in einer Entfernung von _____ Zentimeter von meinem Gesicht fusionieren.

3. Woche: Ich konnte / konnte nicht die Fusion aufrechterhalten, während ich bis fünfzehn zählte. Ich konnte das Bild in dem Handspiegel in einer Entfernung von _____ Zentimeter von meinem Gesicht fusionieren.

4. Woche: Ich konnte / konnte nicht die Fusion aufrechterhalten, während ich bis zwanzig zählte. Ich konnte das Bild in dem Handspiegel in einer Entfernung von _____ Zentimeter von meinem Gesicht fusionieren.

Übung 6: Rechtwinkliger Spiegel

Diese Übung verfeinert die Fusionsfähigkeit. Indem Sie zwei völlig verschiedene Bilder gleichzeitig im Raum aufrechterhalten können, erhöhen Sie Ihre Fusionsfähigkeiten und lernen, Suppression entgegenzuwirken.

Wie Sie beginnen

Requisiten:
Ein kompakter Handspiegel.

Brille:
Machen Sie die Übung erst mit, dann ohne Brille.

Kinder:
Gleiche Vorgehensweise wie Erwachsene.

Vorgehensweise Teil 1

1. Setzen Sie sich in einen bequemen Stuhl, und blicken Sie auf ein einzelnes Objekt wie eine Lampe, das Gesicht einer Person oder ein Bild an der Wand usw., das ungefähr 1,80 bis 2,40 Meter entfernt ist.

2. Zu Ihrer Rechten in einem 90-Grad-Winkel zu dem Objekt, das Sie anblicken, plazieren Sie irgendeinen Gegenstand, der mindestens 60 Zentimeter hoch ist. Darüber hinaus sollte er in einer Entfernung von 1,80 bis 2,40 Meter von Ihnen stehen.

3. Halten Sie den Handspiegel an Ihre rechte Nasenwand. Die Oberfläche des Spiegels sollte nach rechts zeigen.

4. Halten Sie den Blick Ihres linken Auges fest auf den Gegenstand vor Ihnen gerichtet.

5. Neigen Sie den Spiegel, so daß Ihr rechtes Auge das Objekt erkennen kann, das sich in einem 90-Grad-Winkel zu Ihrer Rechten befindet und in dem Spiegel reflektiert wird.

6. Drehen Sie den Spiegel langsam, so daß das reflektierte Bild von dem Objekt zu Ihrer Rechten direkt auf die Spitze des Objekts vor Ihrem linken Auge projiziert wird.

7. Beide Bilder sollten gleichzeitig im selben Raum vor Ihrem geistigen Auge vorhanden sein. Die Farben, Muster und Formen der beiden Bilder sollten gleichzeitig ineinander übergehen.

8. Wenn ein Bild oder ein Teil eines Bildes verschwindet oder verschwimmt, schließen Sie Ihre Augen, und entspannen Sie die Fokussierung. Stellen Sie sich vor, daß beide Bilder gleichzeitig in Ihre Augen einfallen. Stellen Sie sich ein ›fusioniertes‹ Bild vor. Denken Sie daran, daß Sie den Spiegel möglicherweise neu ausrichten müssen, um eine Überlagerung zu erreichen, falls sie sich gelegentlich verändert, wobei die Bilder wieder auseinanderdriften.

9. Öffnen Sie wieder die Augen. Erzielen Sie eine vollkommene Übereinstimmung der dualen Bilder. Halten Sie dieses Bild aufrecht, während Sie bis zehn zählen.

10. Wiederholen Sie die Übung dreimal.

Vorgehensweise Teil 2

1. Halten Sie den Handspiegel an Ihre linke Nasenwand.

2. Halten Sie den Blick Ihres rechten Auges auf ein Objekt direkt vor Ihnen gerichtet.

3. Richten Sie den Spiegel so aus, daß Ihr linkes Auge das reflektierte Bild des Gegenstandes erkennen kann, das sich in einem 90-Grad-Winkel zu Ihrer Linken befindet.

4. Neigen Sie den Spiegel, bis das Objekt, das sich direkt vor Ihnen befindet und das Sie mit Ihrem rechten Auge sehen, und das reflektierte Bild, das von dem Gegenstand 90 Grad zu Ihrer Linken entsteht und das von Ihrem linken Auge gesehen wird, vor Ihnen übereinander gelagert auftauchen. Halten Sie die dualen Bilder aufrecht, wobei Sie bis zehn zählen.

5. Versuchen Sie immer, eine Verbindung beider Bilder aufrechtzuerhalten, indem Sie gespannt schauen und gelegentlich Ihre Augen schließen.

6. Wiederholen Sie die Übung dreimal.

Auswertung

1. Teil 1

1. Woche: Ich konnte / konnte nicht das duale Bild aufrechterhalten, während ich bis zehn zählte.
2. Woche: Ich konnte / konnte nicht das duale Bild aufrechterhalten, während ich bis zehn zählte.
3. Woche: Ich konnte / konnte nicht das duale Bild aufrechterhalten, während ich bis zehn zählte.
4. Woche: Ich konnte / konnte nicht das duale Bild aufrechterhalten, während ich bis zehn zählte.

2. Teil 2

1. Woche: Ich konnte / konnte nicht das duale Bild aufrechterhalten, während ich bis zehn zählte.
2. Woche: Ich konnte / konnte nicht das duale Bild aufrechterhalten, während ich bis zehn zählte.

3. Woche: Ich konnte / konnte nicht das duale Bild aufrechterhalten, während ich bis zehn zählte.
4. Woche: Ich konnte / konnte nicht das duale Bild aufrechterhalten, während ich bis zehn zählte.

Zentral-peripheres Bewußtsein

Jedesmal, wenn wir das Bewußtsein unseres Sehfeldes erhöhen, steigern wir unsere Fokussierungsflexibilität und erweitern die Grenzen unseres Sehstils. Die Übungen in diesem Abschnitt sind für jeden hilfreich, da sie sich mit den anderen Teilen des Programms ergänzen, um die allgemeine Leistungsfähigkeit unseres Sehvermögens zu erhöhen. Egal, ob wir zu einem übermäßig zentrierten, intensiven Sehstil oder einem zu lockeren, zufälligen Sehstil neigen, diese Übungen können uns dazu verhelfen, eine harmonische Sehweise zu erlangen.

Übung 1: Daumenkreisen

Wie Sie beginnen

Requisiten:
Ihr Daumen.

Brille:
Setzen Sie bei dieser Übung keine Brille auf.

Kinder:
Gleiche Vorgehensweise wie Erwachsene.

Vorgehensweise Teil 1

1. Stellen Sie sich in die Mitte eines Raumes.

2. Strecken Sie Ihren Arm in Augenhöhe gerade vor sich aus.

3. Machen Sie eine Faust, wobei Ihr Daumen gerade ausgestreckt ist und in die Luft zeigt.

4. Konzentrieren Sie Ihren Blick auf Ihren Daumennagel.

5. Lassen Sie Ihre Faust und Ihren Daumen nun langsam in einem engen Kreis rotieren.

6. Während Sie mit Ihrer Faust und Ihrem Daumen kreisen, lassen Sie Ihren Arm in immer weiteren Kreisen ausschwingen.

7. Konzentrieren Sie Ihren Blick weiterhin auf Ihren Daumennagel. Bewegen Sie Ihren Kopf nicht, während sich Ihr Arm und Ihr Auge bewegt.

8. Während Sie Ihren Nagel betrachten (zentrale Fixierung), seien Sie sich bewußt, daß sich das Sehfeld um Sie herum verändert.

9. Beschreiben Sie mit Ihren Armen immer weitere Kreise, bis Sie Ihrem Daumen mit Ihren Augen nicht mehr folgen können.

10. Während Ihr Arm den weitestmöglichen Kreis beschreibt, halten Sie Ihren Blick auf Ihren Nagel gerichtet und bewegen Ihren Daumen in immer engeren Kreisen, bis er seine ursprüngliche Position wieder eingenommen hat.

11. Halten Sie die periphere, visuelle Information (die Sie durch die Augenrotation gewonnen haben) in Ihrem Bewußtsein. Obwohl Sie sich auf Ihren Nagel fixieren, wollen Sie in der Lage sein, periphere Informationen aus dem weitestmöglichen Sehfeld um den Punkt Ihrer zentralen Fixierung herum aufzunehmen.

12. Wiederholen Sie die Übung dreimal.

Auswertung

1. Woche:

1. Es fiel mir leicht / schwer, meinem kreisenden Daumennagel zu folgen und die Fixierung aufrechtzuerhalten.

2. Ich konnte / konnte nicht ein peripheres Bewußtsein aufrechterhalten, als ich die Fixierung auf meinen kreisenden Daumennagel aufrechterhielt.

2. Woche:

1. Es fiel mir leicht / schwer, meinem kreisenden Daumennagel zu folgen und die Fixierung aufrechtzuerhalten.

2. Ich konnte / konnte nicht ein peripheres Bewußtsein aufrechterhalten, als ich die Fixierung auf meinen kreisenden Daumennagel aufrechterhielt.

3. Woche:

1. Es fiel mir leicht / schwer, meinem kreisenden Daumennagel zu folgen und die Fixierung aufrechtzuerhalten.

2. Ich konnte / konnte nicht ein peripheres Bewußtsein aufrechterhalten, als ich die Fixierung auf meinen kreisenden Daumennagel aufrechterhielt.

4. Woche:

1. Es fiel mir leicht / schwer, meinem kreisenden Daumennagel zu folgen und die Fixierung aufrechtzuerhalten.

2. Ich konnte / konnte nicht ein peripheres Bewußtsein aufrechterhalten, als ich die Fixierung auf meinen kreisenden Daumennagel aufrechterhielt.

Übung 2: Erweiterung des Sehspektrums

Die Wahrnehmung kleiner Formen ist eine erweiterte Form von peripherem Bewußtsein. Diese Wahrnehmung ist feiner als die einfache Wahrnehmung großer Formen, während sich die Augen bewegen. Diese Übung enthüllt unsere Fähigkeit, Formen außerhalb unseres zentralen Sehfeldes zu unterscheiden und zu lesen.

Wie Sie beginnen

Requisiten:
Abbildung 27 auf Seite 271.

Brille:
Kurzsichtige und / oder Astigmatiker – tragen Sie keine Brille. Weitsichtige und Alterssichtige – machen Sie die Übung erst mit, dann ohne Brille, wenn möglich.

Kinder:
Gleiche Vorgehensweise wie Erwachsene.

Vorgehensweise

1. Bringen Sie die Karte in einer Entfernung von 30 Zentimetern an der Wand an.

2. Starren Sie auf den Buchstaben in der Mitte.

3. Lesen Sie die Buchstaben in der nächsten Zeile laut, die Sie erkennen können.

4. Halten Sie Ihren Blick ruhig auf den Buchstaben in der Mitte gerichtet.

5. Lesen Sie die Buchstaben Reihe für Reihe laut, bis Sie sie nicht mehr lesen können.

6. Schließen Sie Ihre Augen. Entspannen Sie Ihre Fokussierung. Visualisieren Sie eine Szene in der Ferne. Entspannen Sie sich.

7. Öffnen Sie wieder Ihre Augen. Fixieren Sie jetzt Ihren Blick auf den Buchstaben in der Mitte, aber lassen Sie Ihre Fokussierung weiterhin in der Entspannung, die Sie aus der Visualisation vorhin bezogen haben. Lesen Sie all diejenigen Buchstaben in den äußeren Reihen laut, die Sie nun lesen können.

8. Wiederholen Sie diese Übung noch zweimal.

Auswertung

1. Woche: Ich konnte bis zu folgenden vier Buchstaben lesen:

—————, —————, —————, —————.

2. Woche: Ich konnte bis zu folgenden vier Buchstaben lesen:

—————, —————, —————, —————.

3. Woche: Ich konnte bis zu folgenden vier Buchstaben lesen:

—————, —————, —————, —————.

4. Woche: Ich konnte bis zu folgenden vier Buchstaben lesen:

—————, —————, —————, —————.

Übung 3: Grafische Abbildungen

Mit dieser Übung können wir unser Bewußtsein für das zentrale Sehfeld und unsere Fixierungsfähigkeit entwickeln. Sie erfordert Konzentration und ausgeprägte binokulare Fähigkeiten.

Abbildung 27

Sehspektrum

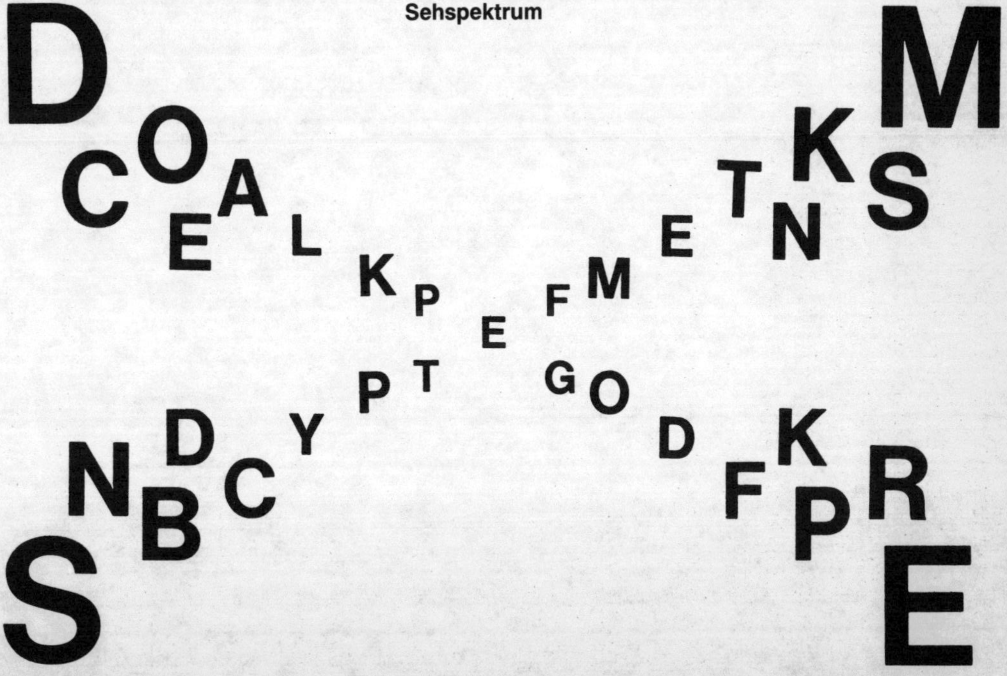

Abbildung 28

Grafikkarte A

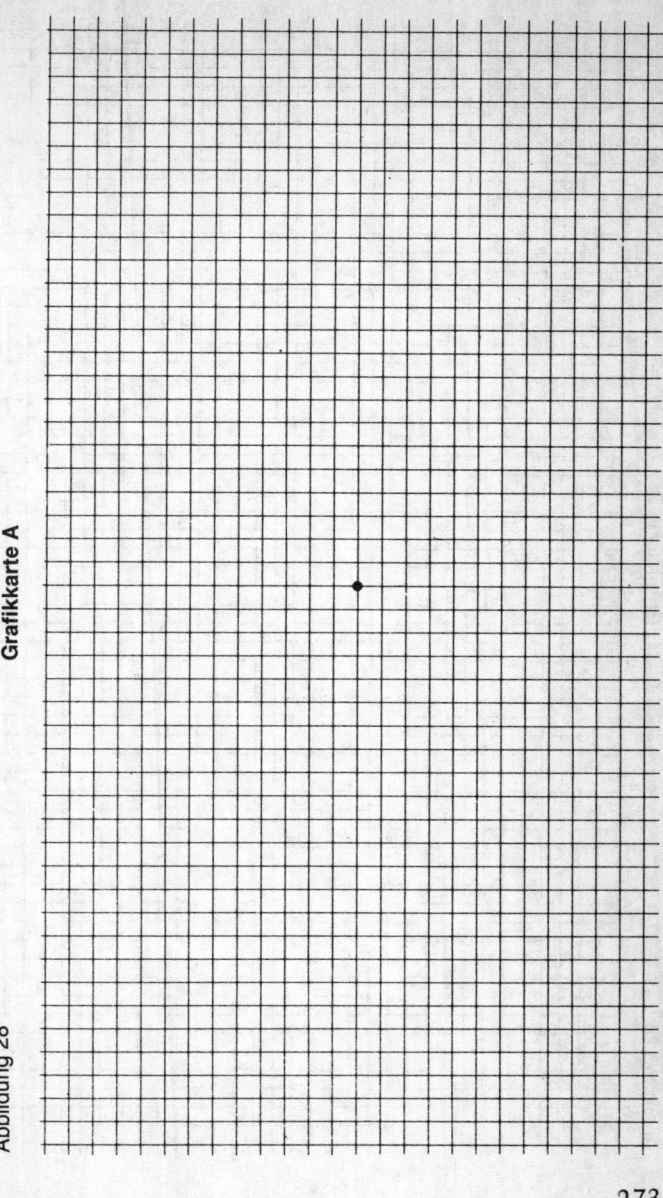

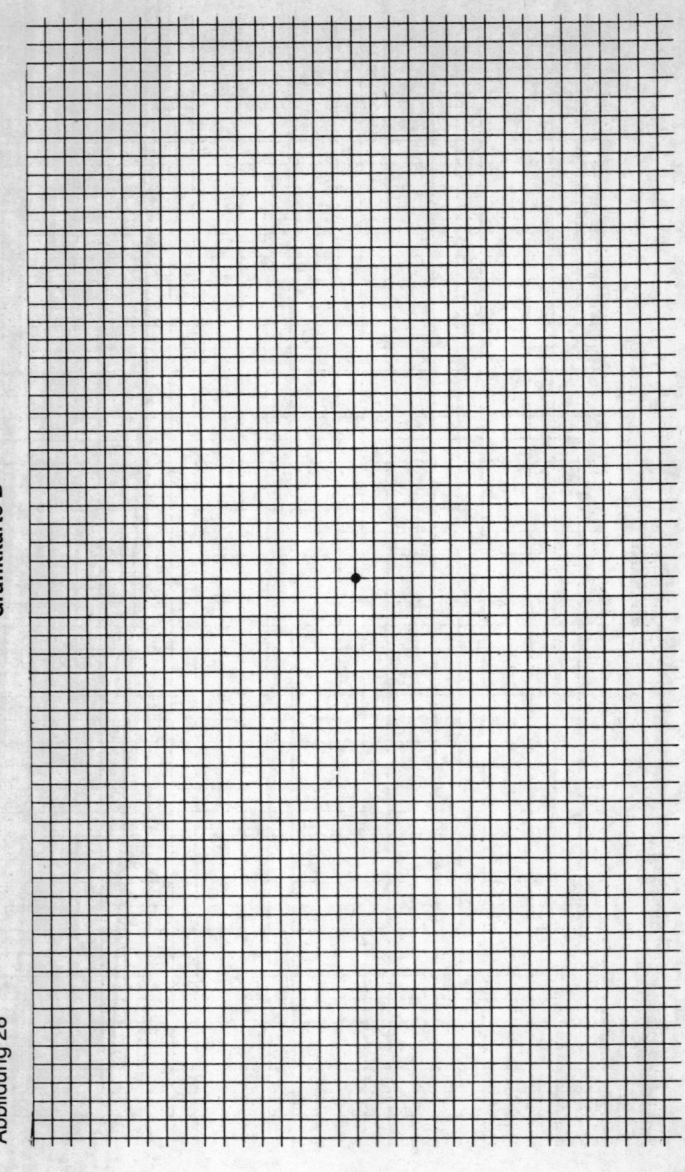

Grafikkarte B

Abbildung 28

274

Grafikkarte C

Abbildung 28

Abbildung 28

Grafikkarte D

Wie Sie beginnen

Requisiten:
Grafikkarten A bis D auf Seite 273 bis 276 (Abbildung 28).

Brille:
Machen Sie die Übung erst mit, dann ohne Brille.

Kinder:
Gleiche Vorgehensweise wie Erwachsene.

Vorgehensweise Teil 1 – Rechtes Auge

1. Legen Sie die Karte A vor sich auf den Tisch.

2. Setzen Sie sich in eine Entfernung, die die Grenze Ihrer klaren Sicht darstellt. Schließen Sie Ihr linkes Auge.

3. Fixieren Sie Ihren Blick auf den Punkt in der Mitte der Abbildung.

4. Halten Sie die Fixierung auf den Punkt aufrecht, wobei Sie gleichzeitig so viele Zeilen nach links oder rechts zählen, wie Sie können. Zeigen Sie dabei jedoch nicht mit dem Finger auf die Zeilen, während Sie zählen. Markieren Sie den Punkt mit Ihrem Finger.

5. Lösen Sie die Fixierung, und zählen Sie erneut. Haben Sie richtig gezählt? Wie weit sind Sie gekommen?

6. Wiederholen Sie den Vorgang, wobei Sie die Zeilen in allen vier Richtungen, ausgehend von dem Fixierungspunkt, zählen.

7. Zur Abwechslung markieren Sie Ihren eigenen Ausgangspunkt irgendwo auf der Grafik.

Vorgehensweise Teil 2 – Linkes Auge

1. Wiederholen Sie den Vorgang wie in Teil 1. Schließen Sie das rechte Auge. Fixieren Sie den Punkt mit dem linken Auge.

Vorgehensweise Teil 3 – Beide Augen

1. Wiederholen Sie den Vorgang wie in Teil 1. Verwenden Sie beide Augen.

Anmerkung: Während Sie Ihr vierwöchiges Übungsprogramm durchlaufen, benutzen Sie die anderen Grafiken.

1. Woche – Verwenden Sie Abbildung A wie oben beschrieben.

2. Woche – Benutzen Sie Abbildung B. Ansonsten gleiche Vorgehensweise wie in der 1. Woche.

3. Woche – Verwenden Sie Grafik C. Ansonsten gleiche Vorgehensweise wie in der 1. Woche.

4. Woche – Verwenden Sie Grafik D. Ansonsten gleiche Vorgehensweise wie in der 1. Woche.

Auswertung

1. Woche: Ich konnte _____ Zeilen zählen.
2. Woche: Ich konnte _____ Zeilen zählen.
3. Woche: Ich konnte _____ Zeilen zählen.
4. Woche: Ich konnte _____ Zeilen zählen.

Ein zusätzlicher Test: Grafik A oder B kann dazu benutzt werden, einige ernsthafte Sehstörungen aufzudecken. Benutzen Sie Ihre Brille, und testen Sie jedes Auge separat. Während Sie die Fixierung auf den Punkt in der Mitte aufrechterhalten, nehmen Sie alle Linien mittels peripherem Bewußtsein wahr. Wenn irgendein Abschnitt der Linien fehlt oder nicht gerade ist (einschließlich dem Bereich in der Nähe des Punktes), leiden Sie möglicherweise an einer Sehstörung, die ärztliche Behandlung erforderlich macht. Suchen Sie in diesem Fall sofort Ihren Augenarzt auf.

Übung 4: Fixierung auf eine Zeitung

Diese Übung ist für Menschen gut, die weitsichtig sind oder einen breit-peripheren Sehstil haben. Wir lernen, unseren Blick auf eine beschriebene Seite zu fixieren, die nahe vor den Augen gehalten wird, und unseren Blick über eine Seite wandern zu lassen, wobei wir in geordneter Weise Informationen sammeln.

Wie Sie beginnen

Requisiten:
Eine Tageszeitung.

Brille:
Setzen Sie Ihre Brille nur auf, wenn dies notwendig ist, um klar lesen zu können.

Kinder:
Gleiche Vorgehensweise wie Erwachsene.

Vorgehensweise

1. Setzen Sie sich bei guter Beleuchtung auf einen bequemen Stuhl.

2. Halten Sie die Zeitung 40 Zentimeter von den Augen entfernt.

3. Beginnen Sie auf Seite 1 zu lesen. Nehmen Sie sich für jede Seite 60 Sekunden Zeit. Lesen Sie

jede Überschrift und die Zeile unter der Überschrift. Lesen Sie bei mindestens der Hälfte der Artikel einen oder zwei Absätze. Betrachten Sie die Bilder, und lesen Sie die Bildunterschriften. Achten Sie auf das Seitenformat – die allgemeine Aufmachung. Lesen Sie Kleinanzeigen, wenn solche vorhanden sind. Lesen Sie mindestens eine Kleinanzeige pro Seite.

4. Verfahren Sie bei jeder Seite der Zeitung auf diese Weise.

5. Wenn Sie die Zeitung einmal durchgelesen haben, kehren Sie zurück zu Seite 1.

6. Halten Sie sich nicht mit den Artikeln auf, an die Sie sich erinnern. Gehen Sie zu den Artikeln zurück, und lesen Sie sie erneut, die Sie nicht im Gedächtnis behalten haben. Betrachten Sie die verschiedenen Artikel und Kleinanzeigen. Erhöhen Sie die Informationsaufnahme. Gehen Sie auf diese Weise noch ein zweites Mal die ganze Zeitung durch.

7. Wenn Sie fertig sind, können Sie noch einmal zurückgehen und detailliert die Artikel lesen, die Sie interessieren.

Anmerkung: Diese Methode, in geordneter Weise Informationen zu sammeln, kann in alle täglichen Aufgaben integriert werden, die mit dem Sammeln von Informationen mittels Nahsicht zu tun haben.

Auswertung

1. Woche: Ich brachte / brachte nicht die Geduld und das Interesse auf, um diese Übung zweimal zu machen.

Ich schien eine niedrige / mittelmäßige / hohe Merkfähigkeit für Überschriften und Berichte zu haben, nachdem ich die Zeitung das erste Mal gelesen hatte. Das zweite Mal? _____

2. Woche: Ich brachte / brachte nicht die Geduld und das Interesse auf, um diese Übung zweimal zu machen.
Ich schien eine niedrige / mittelmäßige / hohe Merkfähigkeit für Überschriften und Berichte zu haben, nachdem ich die Zeitung das erste Mal gelesen hatte. Das zweite Mal? _____

3. Woche: Ich brachte / brachte nicht die Geduld und das Interesse auf, um diese Übung zweimal zu machen.
Ich schien eine niedrige / mittelmäßige / hohe Merkfähigkeit für Überschriften und Berichte zu haben, nachdem ich die Zeitung das erste Mal gelesen hatte. Das zweite Mal? _____

4. Woche: Ich brachte / brachte nicht die Geduld und das Interesse auf, um diese Übung zweimal zu machen.
Ich schien eine niedrige / mittelmäßige / hohe Merkfähigkeit für Überschriften und Berichte zu haben, nachdem ich die Zeitung das erste Mal gelesen hatte. Das zweite Mal? _____

Augenbewegungen

Mit Hilfe von Augenbewegungsübungen lernen wir, unsere Augen genau auszurichten und unseren Blick mühelos und akkurat von einem Objekt zum anderen schweifen zu lassen. Es ist wichtig, beide dieser Fähigkeiten zu besitzen, so daß sich unsere

Augen nicht verspannen und wir Informationen in einer geordneten, kohärenten Art und Weise aufnehmen können.

Gut koordinierte Augenbewegungen sind für jeden wichtig: Sie unterstützen die Flexibilität und verhelfen dazu, die richtige Fokussierungsposition zu erlangen. Wenn wir übermäßig oder unzureichend konvergieren, kurz- oder weitsichtig sind oder an Schwachsichtigkeit oder Suppression leiden, ist es wichtig, daß wir lernen, unsere Augen gleichzeitig, mühelos und genau zu bewegen. Menschen, die einen übertrieben breit-peripheren Sehstil haben, profitieren von den Augenbewegungsübungen ganz besonders.

Übung 1: Verfolgung

Mit diesem einfachen Test lernen wir, das Umherschweifen unseres Blickes in unserem Sehfeld zu kontrollieren.

Wie Sie beginnen

Requisiten:
Ein Zollstock.

Brille:
Machen Sie die Übung erst mit, dann ohne Brille.

Kinder:
Gleiche Vorgehensweise wie Erwachsene.

Vorgehensweise

1. Stellen Sie sich bequem hin, wobei Sie Ihr Gewicht gleichmäßig auf die Füße verteilen. Halten Sie Ihren Kopf und Körper bewegungslos

und in gerader Linie. Legen Sie sich einen Karton oder ein Blatt Papier auf den Kopf, damit Sie die richtige Haltung beibehalten. Wenn das Papier herunterfällt, beginnen Sie noch einmal von neuem.

2. Halten Sie den Zollstock an einem Ende. Strecken Sie ihn in Armlänge direkt vor sich aus.

3. Lenken Sie Ihren Blick auf die Spitze des Zollstockes. Klären Sie die Buchstaben oder Zahlen an seinem Ende.

4. Während Sie die aufrechte und ruhige Haltung beibehalten, bewegen Sie den Stock langsam gerade nach oben, bis sich seine Spitze am Rande Ihres Sehfeldes befindet. Folgen Sie dieser Bewegung mit Ihren Augen.

5. Halten Sie den Stock und Ihren Blick in dieser obersten Position, wobei Sie langsam bis drei zählen.

6. Drehen Sie den Stock nun langsam im Uhrzeigersinn. Zählen Sie bis sechs, und bringen Sie den Stock in die Position von 3 Uhr. Folgen Sie der Bewegung mit Ihren Augen.

7. Fahren Sie fort, einen ganzen Kreis zu beschreiben, wobei Sie dem Stock mit Ihren Augen folgen und für jedes Viertel des Kreises bis sechs zählen.

8. Nachdem Sie mit Ihrem Stock eine volle Umdrehung in jeder Richtung beschrieben haben, schließen Sie die Augen. Entspannen Sie sich, wobei Sie bis fünf zählen.

9. Nun halten Sie den Zollstock direkt vor sich, wobei Sie Ihren Arm ausstrecken.

10. Schwingen Sie Ihren Arm und den Zollstock von oben nach unten und von rechts nach links und diagonal zu Ihrem Sehfeld. Machen Sie dies auch so langsam wie beim Kreisen. Halten Sie Körper und Kopf ruhig. Bewegen Sie nur Ihren Arm und die Augen.

11. Wiederholen Sie die Übung, indem Sie die Geschwindigkeit der Bewegungen allmählich erhöhen.

Auswertung

1. Ich konnte der Bewegung des Zollstockes mit meinen Augen mühelos und genau folgen, ohne vorübergehenden Verlust meiner Fixierung:
   1. Woche? _____
   2. Woche? _____
   3. Woche? _____
   4. Woche? _____

2. Ich konnte meinen Körper in einer bewegungslosen Position halten? _____

Übung 2: Sprünge

Es ist wichtig, daß wir unseren Blick schnell von einem Objekt zum anderen lenken können, da unsere Augen den Zusammenhang nicht verlieren dürfen. Wenn wir lesen, kombinieren wir die Sprünge und die Verfolgung unserer Augen, wenn wir von Wort zu Wort und Zeile zu Zeile gehen. Wenn wir dies nicht mühelos und genau bewerkstelligen können, läßt unsere Konzentration nach, was effizientes Lesen verhindert. Diejenigen von uns, die breitperipher-sichtig sind, haben möglicherweise besondere Schwierigkeiten mit dieser Art von Augenbewegung.

Abbildung 29

Springkarte

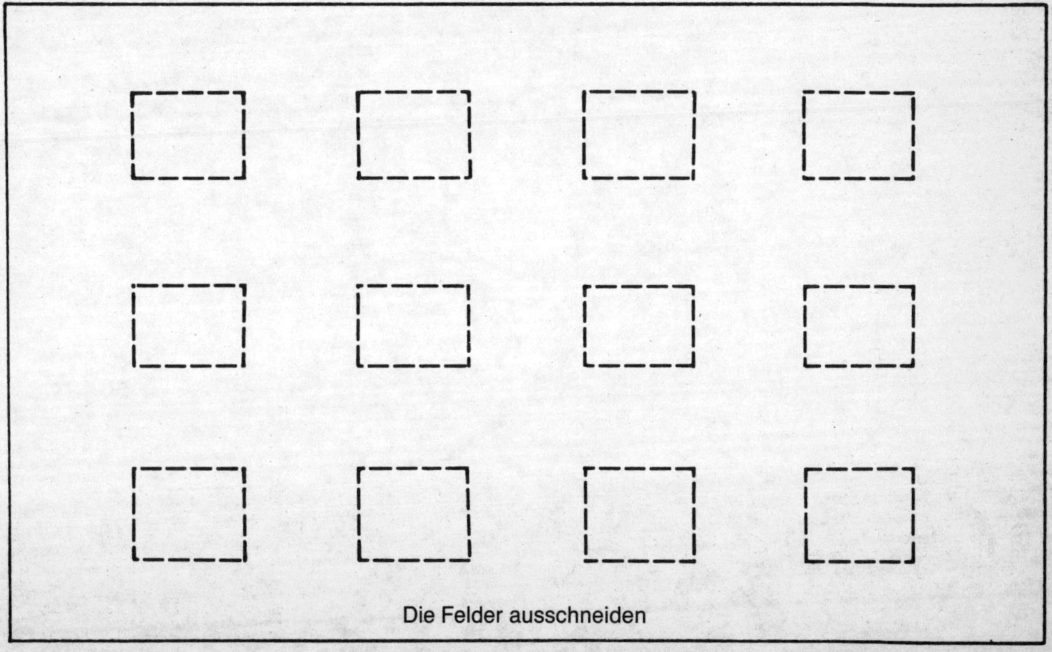

Die Felder ausschneiden

Wie Sie beginnen

Requisiten:
Springkarte, Abbildung 29 auf Seite 285.

Brille:
Setzen Sie Ihre Brille auf, wenn dies notwendig ist, damit Sie richtig sehen können.

Kinder:
Gleiche Vorgehensweise wie Erwachsene.

Vorgehensweise

1. Schneiden Sie die Springkarte aus. Wählen Sie sich eine Szene in der Ferne oder einen Teil eines Zimmers in einer Entfernung von mindestens 4,50 Meter.

2. Halten Sie die Springkarte in einer Entfernung von 15 Zentimetern vor Ihre Augen.

3. Beginnen Sie mit der oberen linken Öffnung in der Karte. Fixieren Sie Ihren Blick auf das entfernte Objekt, das Sie durch diese Öffnung sehen können. Halten Sie Ihren Blick darauf gerichtet, während Sie bis drei zählen.

4. Lenken Sie Ihren Blick nun schnell zur nächsten Öffnung in der oberen Reihe. Halten Sie Ihren Blick auf das Objekt gerichtet, und zählen Sie bis drei. Fahren Sie mit diesem Vorgang fort, indem Sie nach und nach in jeder Reihe von links nach rechts gehen.

5. Wiederholen Sie die eben beschriebene Technik, indem Sie jetzt allerdings nur die Öffnungen auf der äußeren linken und äußeren rechten Seite der Karte verwenden und die mittleren Öffnungen überspringen.

6. Suchen Sie beim Überspringen nicht nach den Öffnungen, sondern versuchen Sie, Ihre Augen direkt von einer Öffnung zur anderen springen zu lassen, ohne dabei mit den Augen die Karte abzusuchen. Wenn Ihr Auge das gesuchte Ziel durch die Öffnung gefunden hat, vermeiden Sie jede geringfügige Bewegung des Auges, indem Sie die Fixierung aufrechterhalten.

7. Wenn Sie diese Übung mit einer Szene in der Ferne gemacht haben, befestigen Sie nun eine Zeitung in einer Entfernung von 40 Zentimetern vor sich. Halten Sie die Springkarte 15 Zentimeter von Ihren Augen entfernt. Wiederholen Sie jetzt den eben beschriebenen Vorgang, indem Sie mit Ihren Augen wieder von Öffnung zu Öffnung springen. Versuchen Sie, nach jedem Sprung die Überschriften auf der Zeitung klar zu erkennen und zu lesen.

Anmerkung: Im Laufe der vier Wochen erhöhen Sie die Geschwindigkeit, ohne daß dabei die Genauigkeit jedoch abnimmt. Versuchen Sie, in einer Geschwindigkeit von einer Sekunde von einer Öffnung zur nächsten zu springen. Als Variante können Sie versuchen, von einer Zeitung zu einer fernen Szene und wieder zurückzuspringen. Dies unterstützt die Kontrolle der Augenbewegung und Fokussierungsflexibilität.

Auswertung

1. Woche: Ich konnte / konnte nicht akkurat von einer Öffnung zur nächsten springen, als ich in die Ferne sah.
Ich konnte / konnte dies nicht, als ich in die Nähe sah.

288

2. Woche: Ich konnte / konnte nicht akkurat von einer Öffnung zur nächsten springen, als ich in die Ferne sah.
Ich konnte / konnte dies nicht, als ich in die Nähe sah.,

3. Woche: Ich konnte / konnte nicht akkurat von einer Öffnung zur nächsten springen, als ich in die Ferne sah.
Ich konnte / konnte dies nicht, als ich in die Nähe sah.

4. Woche: Ich konnte / konnte nicht akkurat von einer Öffnung zur nächsten springen, als ich in die Ferne sah.
Ich konnte / konnte dies nicht, als ich in die Nähe sah.

8. Kapitel

Leitfaden zum Sehtraining
für Eltern

Eltern haben einen großen Einfluß auf die Entwicklung der Seh- und der Lernfähigkeiten ihrer Kinder. Wenn sie für eine geeignete Umgebung sorgen und ein aufrichtiges Interesse an den Aktivitäten des Kindes zeigen, können sie ihm dazu verhelfen, Freude am Lernen zu haben und gute Sehfähigkeiten zu entwickeln.

Wie wir bereits aus früheren Kapiteln wissen, hat jedes Kind seinen eigenen Sehstil. Gewöhnlich ist dies eine Verbindung aus fixiert-zentralem und breit-peripherem Sehen. Manchmal können Kinder die beiden Sehstile jedoch nicht ausreichend verbinden und verfallen in ungeeignete Sehgewohnheiten. Dies kann ihre Lernfähigkeit und die Ausbildung ihrer sozialen Fähigkeiten behindern.

Als Eltern können Sie vieles tun, um Ihrem Kind aus dieser Situation herauszuhelfen.
1. Bestimmen Sie den Sehstil Ihres Kindes.
2. Wenn Ihr Kind fixiert-zentral-sichtig ist, versuchen Sie folgendes:
■ Planen Sie Aktivitäten im Freien. Akzeptieren Sie die Tendenz Ihres Kindes nicht vollkommen, sich immer nur im Haus aufzuhalten oder Aktivitäten nachzugehen, die Nahsichtigkeit erfordern.

- Machen Sie gemeinsame Spaziergänge. Stellen Sie Ihrem Kind Fragen, was um Sie herum vor sich geht. Lenken Sie die Aufmerksamkeit Ihres Kindes auf Szenen in der Ferne.
- Fördern Sie seine Neugierde, indem Sie Ihr Kind veranlassen, laut zu denken und dabei auszusprechen, was es über ein Projekt, eine Situation oder eine Geschichte denkt. Erweitern Sie seinen Horizont.
- Ermutigen Sie es in subtiler Weise dazu, beim Lesen, Lernen oder Spielen Pausen einzulegen. Unterbrechen Sie Ihr Kind alle zwei Stunden. Bitten Sie es, Ihnen bei irgendeiner Arbeit im Haus behilflich zu sein. Schlagen Sie ihm vor, seine Augen fünf Minuten lang zu schließen. Lassen Sie es eine Besorgung machen.
- Machen Sie es auf die Anspannung aufmerksam, die es seinen Augen auferlegt. Sprechen Sie mit ihm über die Grundideen des Sehtrainings. Betonen Sie den Erfolg von Sehübungen, aber schlagen Sie Ihrem Kind vor, seinen eigenen Sehstil zu erweitern.
- Machen Sie die Übungen zur peripheren Wahrnehmung in Kapitel 7 mit Ihrem Kind zusammen. Stellen Sie einen täglichen Plan für diese Übungen auf. Machen Sie die Übungen zielorientiert.

Denken Sie daran, daß eine genaue Reihenfolge für die meisten akademischen Lernfähigkeiten und Leistungen von äußerster Wichtigkeit ist, sowohl in der Schule als auch im späteren Leben. Aber diejenigen, die ihre Disziplin auf Kosten ihrer kreativen, peripheren, integrierenden Fähigkeiten überbetonen, schränken womöglich ihre Fähigkeiten in vielen Leistungsbereichen ein.

3. Wenn Ihr Kind breit-peripher-sichtig ist, versuchen Sie folgendes:

■ Hausaufgaben und andere Aufgaben sollten als Einheit betrachtet werden. Stellen Sie fest, welche Aufgaben Ihr Kind zu erledigen hat. Strukturieren Sie seine Arbeit. Bringen Sie seine Aufgaben in eine geordnete Reihenfolge. Eine Aufgabe muß zu Ende geführt werden, bevor es die nächste in Angriff nimmt.

■ Erlauben Sie ihm zwischen den Aufgaben eine Pause von 15 Minuten.

■ Richten Sie ihm einen speziellen, ordentlichen Arbeitsbereich ein. Stellen Sie sicher, daß sein Stuhl und sein Schreibtisch bequem sind und die Beleuchtung gut ist. Sorgen Sie dafür, daß es durch keine äußeren Ablenkungen, Geräusche, Fernsehen, Stimmen usw. gestört wird.

■ Ermutigen Sie Ihr Kind, sich seine Antwort auszudenken, bevor es sie niederschreibt. Versuchen Sie, seinen Arbeitsprozeß zu verlangsamen, so daß es nicht aufs Geratewohl darauf losschreibt. Lassen Sie es Fragen noch einmal lesen und die Aufgabenstellung noch einmal wiederholen, bevor es voreilige Schlußfolgerungen zieht.

■ Spielen Sie strukturierte Spiele wie Dame oder Karten mit ihm. Spielen Sie mit dem Modellbaukasten, machen Sie Handarbeiten und Geduldsspiele mit ihm. Nehmen Sie dem geordneten Lernen den Leistungsdruck der Schule.

■ Nehmen Sie sich Zeit, mit ihrem Kind über seine Hausaufgaben zu sprechen. Lassen Sie es die Worte beobachten, während Sie sie ihm langsam vorlesen und auf die Worte deuten. Stellen Sie ihm Fragen zu den Texten. Ermutigen Sie es, aufmerksam zu sein.

■ Loben Sie es für seine gute Arbeit!

Es ist ein Fehler, wenn man versucht, den natürlichen Sehstil des Kindes zu verändern. Wie auch immer es visuelle Aufgaben in Angriff nimmt, ist es ein angeborener Prozeß, der sich entwickelt hat. Wir glauben gewöhnlich, daß linkshändige Kinder zu Rechtshändern gemacht werden müssen. Wieviel Leid hat dies hervorgerufen! In gleicher Weise wollen wir ein Kind, das folgerichtig handelt, nicht dazu zwingen, sein natürliches Verhalten aufzugeben. Noch wollen wir ein peripher-sichtiges Kind an einen Stuhl fesseln, wo es niemals seine Umgebung wahrnimmt. Statt dessen wollen wir das Spektrum seiner Leistungsfähigkeit erweitern. Dies bedeutet, daß ein Kind ermutigt werden sollte, seine eigene, individuelle Weise zu finden, seine Bedürfnisse in Harmonie zu bringen und den Lohn für beide Sehstile zu ernten. Sie können dies nur erreichen, wenn Sie Ihr Kind loben und seine natürlichen Fähigkeiten unterstützen sowie ihm neue Ansätze in einer enthusiastischen, Freude versprechenden und nicht bedrohlichen Art und Weise erklären. Wenn Sie am liebsten sagen möchten: »Was stimmt mit dir nicht? Kannst du denn gar nichts richtig machen?« – verkneifen Sie sich diesen Satz!

Bitten Sie Ihr Kind nicht, Dinge zu tun, die es frustrieren. Es muß langsam beginnen und sein Vertrauen und seine Fähigkeiten langsam entwickeln dürfen. Wenn Ihr Kind nicht gerne Fangen spielt, zwingen Sie es nicht dazu, ein Ballspiel zu machen, das hohe Leistungen erfordert. Werfen Sie ihm statt dessen ein großes, zusammengeknotetes Handtuch zu oder irgendein anderes ›griffiges‹ Objekt, das es auffangen soll, um auf diese Weise seine Fähigkeiten auszubilden und sein Vertrauen zu stärken. Wenn Ihr Kind nicht gerne liest, zwingen Sie ihm keine schwierige Geschichte auf. Beginnen Sie mit einem Bilderbuch, das Sie mit ihm gemeinsam lesen. Gewinnen Sie seine Aufmerksamkeit durch das Gespräch. Verschaffen Sie ihm Freude am Lesen, selbst an den einfachsten Texten.

Und schließlich unterschätzen Sie die Fähigkeit des Kindes nicht, sein Problem zu verstehen. Obwohl Kinder gewöhnlich nicht über das Vokabular verfügen, ihre Gefühle auszudrücken, können sie ihre Gedanken und Gefühle identifizieren, wenn Sie ein Gespräch mit ihm beginnen. Fragen Sie es, wie es sich fühlt. »Fühlst du dich frustriert, wenn du Hausaufgaben machst?« »Was magst du daran nicht?« »Was machst du am liebsten?« »Was ist dir am meisten verhaßt?« »Wenn du deine Zeit mit irgend etwas verbringen könntest, was wäre das?« »Wenn du etwas könntest, was du im Augenblick nicht tun kannst, was wäre es?« »Für was interessierst du dich in der Schule?« »Gibt es irgendein Fach, über das du mehr wissen möchtest?« »Hast du dich jemals gefragt, warum Wasser kocht, woher der Regen kommt, warum Vögel fliegen können?« »Glaubst du, es würde dir Spaß machen, Tennis, Fußball, Schach zu spielen?« Finden Sie irgendein Gebiet, das sein Interesse weckt. Nehmen Sie sich Zeit, ihm dazu zu verhelfen, mehr darüber herauszufinden. Das Ziel besteht darin, sein Interesse für Gebiete zu wecken, wo es im Augenblick noch mangelnde Fähigkeiten besitzt. Wenn Ihnen dies erst einmal gelungen ist, können Sie Ihre Aufmerksamkeit auf spezielle Ziele des Sehtrainings lenken.

Nun, da Sie einen Bericht über das Sehverhalten Ihres Kindes erstellt haben, ist es Zeit, mit einem strukturierten Sehtrainingsprogramm zu beginnen. Basierend auf dem Fragebogen zum Sehstil und der Diagnose Ihres Augenarztes, wählen Sie das Programm aus, das für Ihr Kind geeignet ist. Halten Sie sich dabei an folgende Richtlinien:

1. Stellen Sie einen Wochenplan auf. Setzen Sie einen Zeitpunkt, einen Ort und die Zielsetzung fest. Erzählen Sie Ihrem Kind vorher von Ihrer Absicht. Geben Sie ihm zu verstehen, was von ihm verlangt wird. Geben Sie ihm die Möglichkeit, Vorschläge zur Veränderung des Planes zu machen, die seinen Wünschen entgegenkommen.

2. Nehmen Sie sich Zeit, um die wöchentlichen Übungen mit ihm durchzugehen. Erklären Sie ihm, wie sie heißen, welche Requisiten dabei verwendet werden und aus welchem Grund die Übung gemacht wird.

3. Erklären Sie ihm die Ziele jeder Übung. Geben Sie ihm zu verstehen, daß Sie wissen, daß es Zeit erfordert, um diese Ziele zu erreichen. Setzen Sie es nicht unter Druck, oder zwingen Sie es nicht, ›perfekt‹ zu sein.

4. Vor jedem Tagesprogramm legen Sie alle Requisiten zurecht und bereiten alles vor, bevor Sie mit der Übung beginnen.

5. Machen Sie einige Übungen mit Ihrem Kind gemeinsam. Vergleichen Sie Ihre Ergebnisse, und teilen Sie ihm mit, in welcher Weise die Übungen Ihre Art und Weise, zu sehen und zu denken, verändern.

6. Seien Sie flexibel. Wenn Ihr Kind mit einer oder mehreren Übungen Schwierigkeiten hat, behalten Sie sie weiter im Programm. Geben Sie eine Übung so lange nicht auf, bis Ihr Kind keine Probleme mehr damit hat.

Die Übungen in diesem Kapitel sind für Kinder gedacht, die Konzentrationsschwierigkeiten haben und einige Vorbereitungsübungen machen müssen, bevor sie mit dem Sehtrainingsprogramm beginnen können.

Nehmen Sie sich eine Woche Zeit, bevor Sie mit dem Programm beginnen, um diese Übung mit Ihrem Kind jeden Tag zu machen. Sie sollten sich dafür 30 Minuten Zeit nehmen.

Übung 1: Verfolgung

Kinder, die sich nicht auf Details konzentrieren oder fixieren können, müssen lernen, nahe und folgerichtige Sehgewohnheiten zu entwickeln und mentale Disziplin zu üben. Anhand der nachfolgenden einfachen Übung können sie dies lernen.

Requisiten:
Verfolgungskarten A bis C, Abbildung 30 auf Seite 297 bis 299.

Brille:
Bei dieser Übung wird die Brille aufgesetzt.

Vorgehensweise

1. Legen Sie Karte A auf eine flache, gut beleuchtete Oberfläche.

2. Nun lassen Sie Ihr Kind seinen Finger auf den Start der ersten Linie legen. Sorgen Sie dafür, daß es eine gute Haltung einnimmt und beibehält und sich die Abbildung in einer Entfernung von 35 bis 40 Zentimetern vor seinen Augen befindet.

3. Verfolgen Sie die Linie mit seinem Finger bis zum Ende.

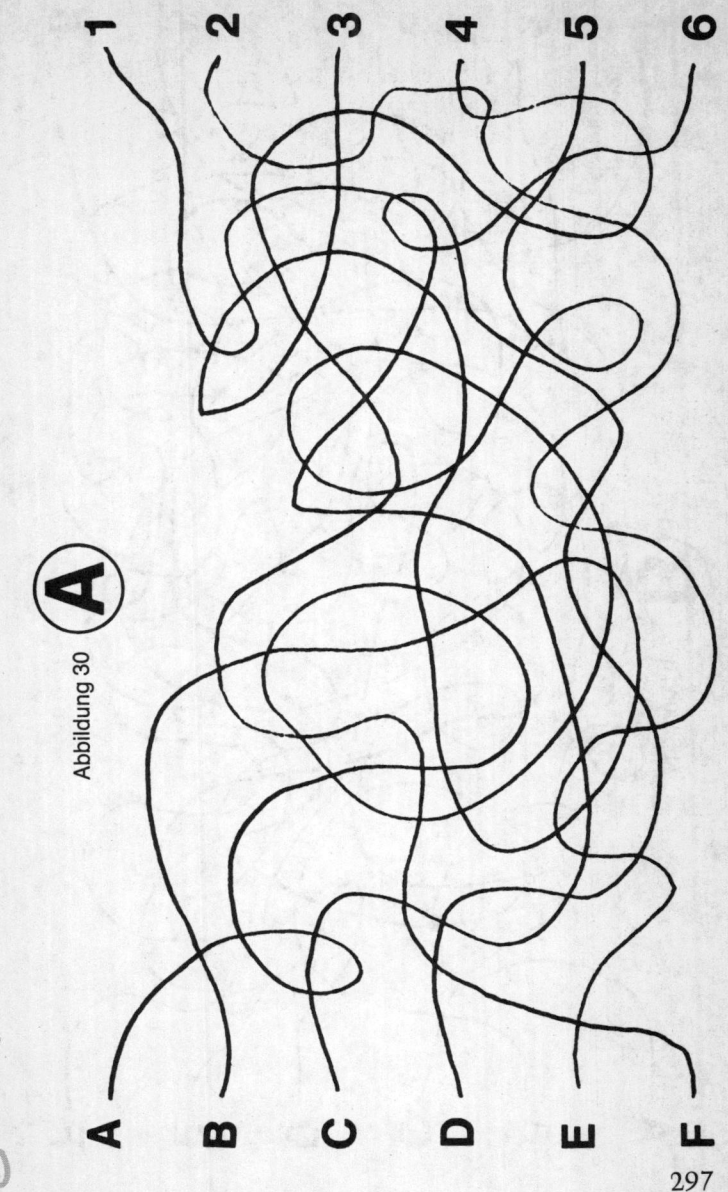

Abbildung 30

297

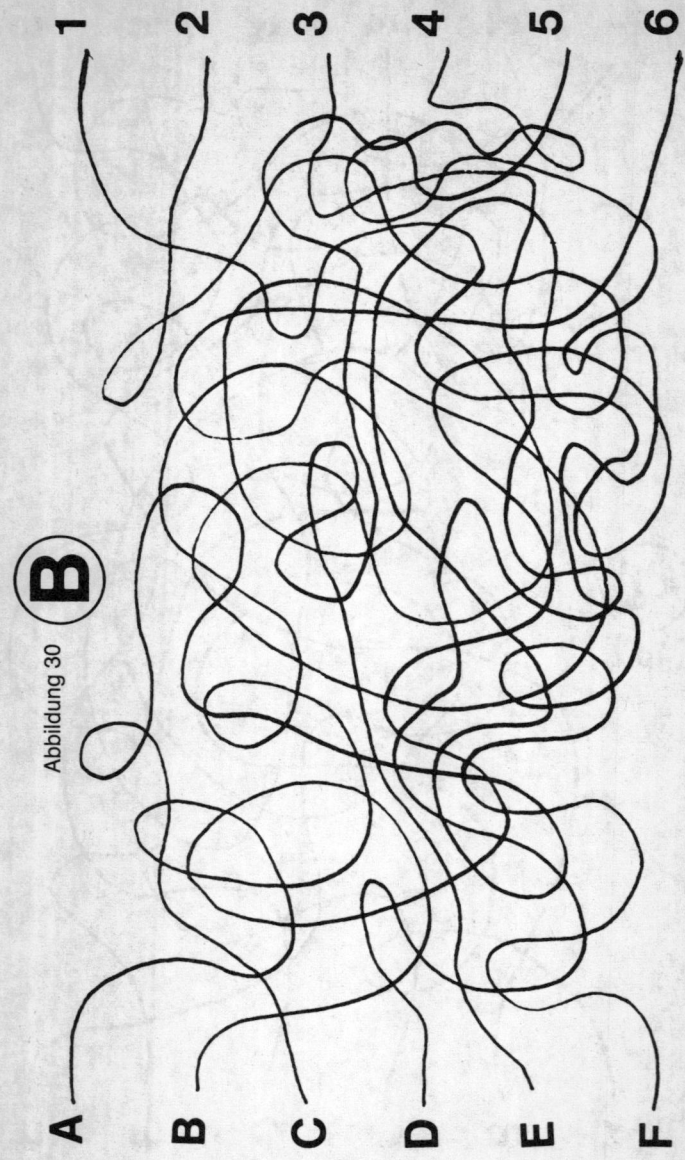

Abbildung 30

298

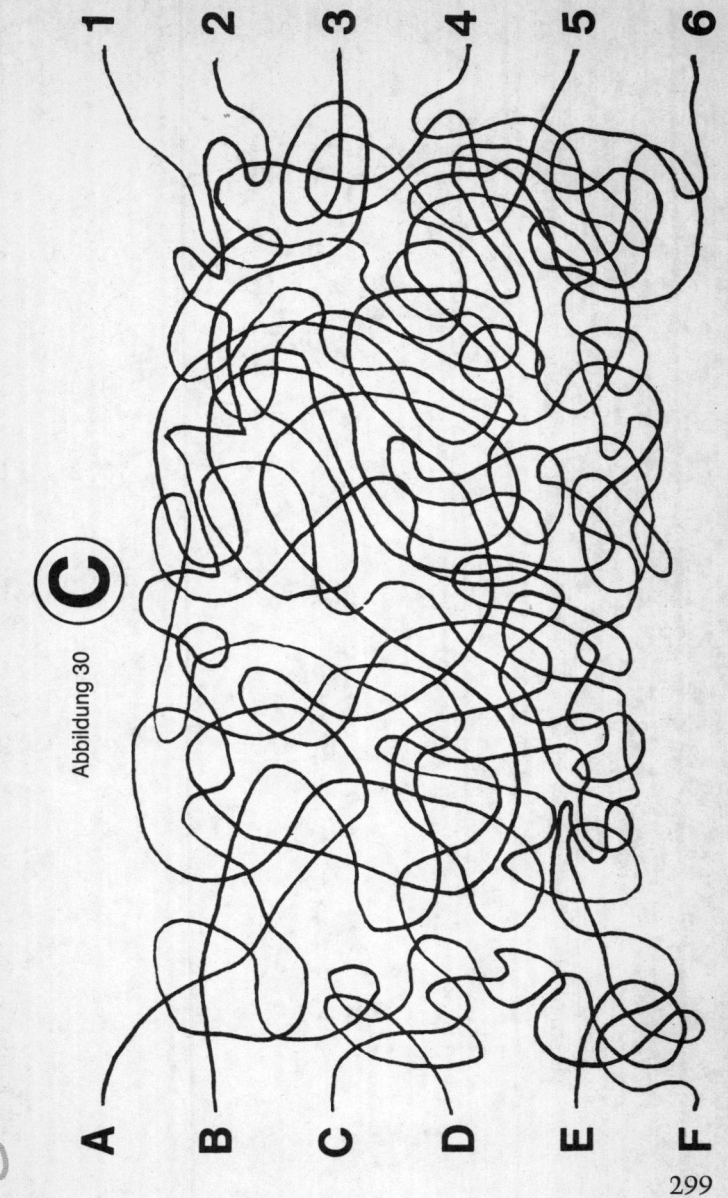

Abbildung 30

299

4. Bewegen Sie seinen Finger langsam, aber ohne Unterbrechung vom Start bis zum Ende.

5. Gehen Sie zu Zeile 2, dann zu Zeile 3 über.

6. Wiederholen Sie die Übung dreimal.

Anmerkung: Wenn Ihr Kind im Laufe der Woche Fortschritte macht, gehen Sie über zu Abbildung B und C. In dem Augenblick, wo es zu Abbildung C gelangt ist, sollte es die Linien nur mit den Augen verfolgen können. Lassen Sie Ihr Kind eigene Zeichnungen machen. Um die Schwierigkeiten der Übung zu erhöhen, vergrößern Sie die Entfernung zwischen der Zeichnung und den Augen und zeichnen die Linien noch verwirrender.

Übung 2: Schnelle Fixierung und Zählen

Die Fähigkeit zu genauer und schneller Fixierung ist von vorrangiger Bedeutung für Kinder, die mit einem Sehtrainingsprogramm beginnen. In dieser Übung ist es notwendig, Informationen zu sammeln und Buchstaben in einer zufälligen Reihenfolge zu erkennen.

Requisiten:
Buchstabentest, Abbildung 31 auf Seite 303.

Brille:
Bei dieser Übung wird die Brille aufgesetzt.

<u>Vorgehensweise</u>

1. Legen Sie den Buchstabentest auf eine flache, gut beleuchtete Oberfläche.

2. Beginnen Sie in der oberen linken Ecke.

3. Sorgen Sie dafür, daß Ihr Kind eine gute Haltung hat und in einer Entfernung von 35 bis 40 Zentimetern von der Karte sitzt. Es sollte seinen Finger oder einen Zeigestab benutzen.

4. Beginnend von links nach rechts, lassen Sie es nun (leise) zählen, wie oft der Buchstabe ›A‹ in dem Test vorkommt.

5. Zeit spielt hierbei keine große Rolle. Legen Sie die Betonung auf eine sorgfältige, genaue Vorgehensweise.

6. Wenn es fertig ist, lassen Sie sich von Ihrem Kind sein Ergebnis mitteilen.

7. Teilen Sie ihm die tatsächliche Anzahl der Buchstaben mit. Geben Sie ihm nicht das Gefühl, daß es versagt hat. Sagen Sie ihm ganz einfach: »Diese Übung ist schwer. Dein Ergebnis ist gar nicht so schlecht. Versuchen wir es noch einmal, und zählen wir dieses Mal, wie oft das ›B‹ vorkommt.«

8. Wiederholen Sie die Übung für die Buchstaben B, E und F. E und F sind schwierig, da sie sehr ähnlich aussehen. Ermutigen Sie Ihr Kind, und fordern Sie es auf, auf diesen Unterschied zu achten.

Anmerkung: Wenn Ihr Kind mühelos und genau zählen kann, gehen Sie zum nächsten Test über. Bei Test 3 sollte Ihr Kind zählen können, ohne seinen Finger zu benutzen. Richten Sie sich nach den Leistungen des Kindes, wenn Sie zum nächsten Test übergehen. Stellen Sie einen flexiblen Zeitpunkt auf. Test 3 sollte erst dann gemacht werden, wenn das Kind die vorangehenden Tests mühelos bewerkstelligen kann. Schließlich sollte es den Zeitpunkt selbst bestimmen können, um die Tests noch effizienter zu machen.

```
BHJDWETUPOSWGVDRMZAYQOPDRJHLVEF
EYNXSQPIOLDGNZCRYWEDKLYALSHYKVNE
VXWFRTHKIOPQSFBZCMTYHRDAQRYIOPHF
WERTYUIOPLKJHGFDSAZXCVBNMASDFGHJ
TJSEDBMCXYIPAQECMGHSLUETCVMSWROI
BHJDWETUPOSWGVDRMZAYQOPDRJHLVEF
EYNXSQPIOLDGNZCRYWEDKLYALSHYKVNE
VXWFRTHKIOPQSFBZCMTYHRDAQRYIOPHF
WERTYUIOPLKJHGFDSAZXCVBNMASDFGHJ
TJSEDBMCXYIPAQECMGHSLUETCVMSWRH
```

(1)

```
WERTYUIOPLKJHGFDSAZXCVBNMASDFGHJKLMNBVCX
TJSEDBMCXYIPAQECMGHSLUETCVMSWRHDGKYNBCRS
BHJDWETUPOSWGVDRMZAYQOPDRJHLVEFTSHVXETUIC
EYNXSQPIOLDGNZCRYWEDKLYALSHYKVNERTYDFGJXB
VXWFRTHKIOPQSFBZCMTYHRDAQRYIOPHFKLOSRFGTB
WERTYUIOPLKJHGFDSAZXCVBNMASDFGHJKLMNBVCAI
TJSEDBMCXYIPAQECMGHSLUETCVMSWRHDGKYNBCRS
BHJDWETUPOSWGVDRMZAYQOPDRJHLVEFTSHVXETUIC
EYNXSQPIOLDGNZCRYWEDKLYALSHYKVNERTYDFGJXB
VXWFRTHKIOPQSFBZCMTYHRDAQRYIOPHFKLOSRFGTB
WERTYUIOPLKJHGFDSAZXCVBNMASDFGHJKLMNBVCX
TJSEDBMCXYIPAQECMGHSLUETCVMSWRHDGKYNBCRS
```

(2)

```
BTJSEDBMCXYIPAQECMGHSLUETCVMSWRHDGKYNBCRSRZACYTFLFMGDJ
FBHJDWETUPOSWGVDRMZAYQOPDRJHLVEFTSHVXETUIOSFLJRQWERSDW
GEYNXSQPIOLDGNZCRYWEDKLYALSHYKVNERTYDFGJXBMTYASGHRYDIUP
PVXWFRTHKIOPQSFBZCMTYHRDAQRYIOPHFKLOSRFGTBMVDCOKFRTYUIF
QWERTYUIOPLKJHGFDSAZXCVBNMASDFGHJKLMNBVCXZPOIUYTREWQAIL
BTJSEDBMCXYIPAQECMGHSLUETCVMSWRHDGKYNBCRSRZACYTFLFMGDJ
FBHJDWETUPOSWGVDRMZAYQOPDRJHLVEFTSHVXETUIOSFLJRQWERSDW
GEYNXSQPIOLDGNZCRYWEDKLYALSHYKVNERTYDFGJXBMTYASGHRYDIUP
PVXWFRTHKIOPQSFBZCMTYHRDAQRYIOPHFKLOSRFGTBMVDCOKFRTYUIF
QWERTYUIOPLKJHGFDSAZXCVBNMASDFGHJKLMNBVCXZPOIUYTREWQAIL
BTJSEDBMCXYIPAQECMGHSLUETCVMSWRHDGKYNBCRSRZACYTFLFMGDJ
FBHJDWETUPOSWGVDRMZAYQOPDRJHLVEFTSHVXETUIOSFLJRQWERSDW
GEYNXSQPIOLDGNZCRYWEDKLYALSHYKVNERTYDFGJXBMTYASGHRYDIUP
PVXWFRTHKIOPQSFBZCMTYHRDAQRYIOPHFKLOSRFGTBMVDCOKFRTYUIF
QWERTYUIOPLKJHGFDSAZXCVBNMASDFGHJKLMNBVCXZPOIUYTREWQAIL
BTJSEDBMCXYIPAQECMGHSLUETCVMSWRHDGKYNBCRSRZACYTFLFMGDJ
```

(3)

Abbildung 31

Anmerkung: Zur Abwechslung

1. Wenn das Kind einige der Buchstaben mühelos zählen kann, decken Sie irgendeine Linie auf der Seite ab (wobei Sie auf diese Weise einige Buchstaben eliminieren und die Summe verändern) und lassen es die Übung noch einmal wiederholen. Bestimmen Sie die richtige Antwort, indem Sie die ›versteckten‹ (verdeckten) Buchstaben A oder B usw. von der Gesamtsumme abziehen.

2. Dieses Mal verwenden Sie Absätze in Zeitschriften, wobei Sie von links nach rechts nach dem ersten A suchen. Streichen Sie das A mit einer senkrechten Linie durch. Nun gehen Sie weiter von links nach rechts (niemals zurück), um das erste B zu finden, und streichen es durch. Fahren Sie fort, indem Sie nun das erste C suchen usw. durch das ganze Alphabet (lassen Sie X, Y und Z aus, da diese Buchstaben sehr schwer zu finden sind). Wenn Ihre Kinder Fortschritte machen, verhelfen Sie ihnen dazu, die Zeit für ihre Übungen selbst zu bestimmen. Aber überprüfen Sie die Ergebnisse persönlich, um festzustellen, ob Buchstaben übersprungen wurden. Es zählen sowohl Großbuchstaben als auch kleine Buchstaben.

Übung 3: Würfel zählen

Dies ist eine weitere Variation dieser Übung. Hierbei werden Zählfähigkeiten sowie Fixierungs- und Konzentrationsfähigkeiten eingesetzt.

Requisiten:
Vier Würfel.

Brille:
Bei dieser Übung wird die Brille aufgesetzt.

Vorgehensweise

1. Beginnen Sie mit einem Würfel. Lassen Sie Ihr Kind auf einer flachen, gut beleuchteten Oberfläche würfeln.

2. Das Kind sollte die Zahl aussprechen, sobald es sicher ist, daß es die richtige Antwort weiß. Benutzen Sie zum Zählen nicht die Finger.

3. Wiederholen Sie die Übung mit einem Würfel, bis Ihr Kind die richtige Antwort in zwei Sekunden sagen kann.

4. Nehmen Sie den zweiten Würfel dazu. Indem Sie von links nach rechts lesen, sprechen Sie die Zahl aus, die jeder Würfel zeigt. Wiederholen Sie die Übung so lange, bis das Kind die richtigen Antworten in vier Sekunden weiß.

5. Nehmen Sie den dritten Würfel hinzu. Lesen Sie die gewürfelte Zahl immer von links nach rechts.

6. Wenn das Kind schon geübter ist, nehmen Sie auch noch den vierten Würfel hinzu.

Anmerkung: Als zusätzlichen Test können Sie Ihr Kind bitten, die gewürfelten Zahlen zu addieren. Tun Sie dies nur, wenn dies realistisch in seinen Möglichkeiten liegt. Machen Sie diese Variation nur, wenn es die grundlegenden Zählfähigkeiten innerhalb der gewünschten, erforderlichen Zeit gemeistert hat.

Anmerkung: Zur Abwechslung und um die Schwierigkeit zu vergrößern, verwenden Sie beim Würfeln einen unterschiedlichen Untergrund: den Fußboden, einen Teppich, eine Decke, gedruckte Muster usw....

T

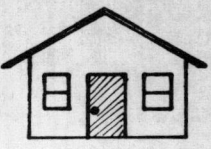

B

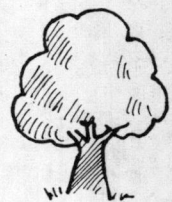

S

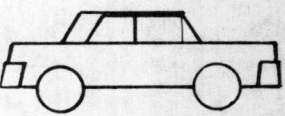

Abbildung 32

Übung 4: Kopieren

Diese Übung erfordert eine gute Auge-Hand-Koordination und gründliche Aufmerksamkeit und Konzentration.

Requisiten:
Bildertest auf Seite 307, Abbildung 32, Pauspapier.

Brille:
Bei dieser Übung wird die Brille aufgesetzt, wenn sie normalerweise für nahsichtige Aktivitäten verwendet wird.

Vorgehensweise

1. Legen Sie das Pauspapier über den Bildertest.

2. Verwenden Sie einen dunklen Stift, und lassen Sie Ihr Kind die Buchstaben und dann die Bilder nachziehen. Betonen Sie, daß es wichtig ist, jede Linie und jedes Detail nachzuzeichnen.

3. Wiederholen Sie die Übung zweimal.

4. Machen Sie die Übung drei Tage lang.

5. Am vierten Tag lassen Sie Ihr Kind die Buchstaben und Bilder mit der freien Hand auf ein Blatt Papier zeichnen, während es den Bildertest betrachtet. Dann lassen Sie es die Buchstaben auf ein anderes Blatt kariertes Papier malen. (Kariertes Papier verhilft ihm zu einer besseren Einschätzung der Größe der Buchstaben.) Wenn Sie ihm ein Blatt großkariertes Papier geben, kann dies die Phase des ›freien Kopierens‹ unterstützen (ohne nachzuzeichnen), was wiederum ermöglicht, daß es Formen und Größen einschätzen lernt.

Anmerkung: Die gute Körperhaltung ist von wesentlicher Bedeutung. Vermeiden Sie, daß das Kind den Stift zu fest oder starr in der Hand hält. Bringen Sie ihm bei, die Finger mit dem Handrücken zu steuern, der als Hebel funktioniert, um die bestmögliche Kontrolle zu erlangen. Vermeiden Sie weite Hand-, Arm-, Kopf- und Körperbewegungen, die sich häufig in diese Übungen für eine exakte Sehleistung einschleichen. Die Hand des Kindes, die nicht zum Schreiben verwendet wird, sollte das Papier festhalten, so daß es sich nicht bewegt.

Jede dieser Übungen kann in einen lockeren Übungsplan integriert werden, den Sie mit Ihrem Kind machen können, um ihm dabei zu helfen, seine mentalen und visuellen Fähigkeiten zu entwickeln und seine Aufgaben in geordneter, folgerichtiger Art und Weise zu bewerkstelligen.

Über die Autoren

Edward Friedman ist ein in New York praktizierender Augenarzt, der sich auf Augenvorsorge und Kontrolle der Kurzsichtigkeit spezialisiert hat. Er ist Professor an der New Yorker Universität für Optometrie und im Augenblick Vorsitzender der amerikanischen optometrischen Vereinigung für präventive Sehvorsorge. Dr. Friedman hat in verschiedenen Zeitschriften Artikel über das Sehtraining veröffentlicht.

Kalia Lulow ist freiberufliche Autorin und lebt in New York City. Sie hat an verschiedenen Büchern mitgewirkt, unter anderem von Helena Rubinstein.

Register

314

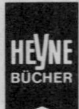
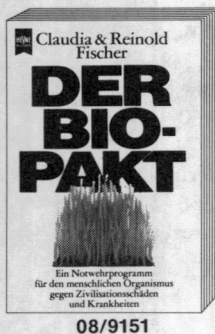
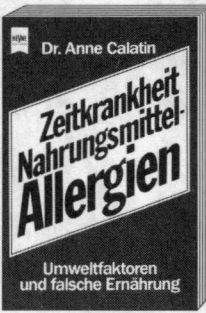
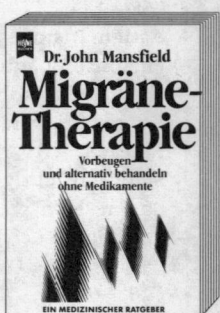
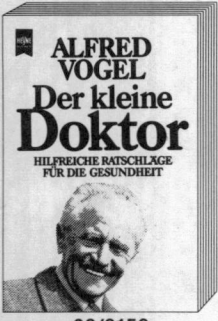
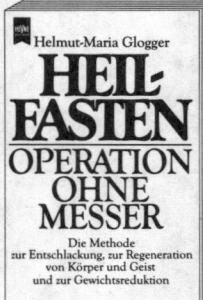
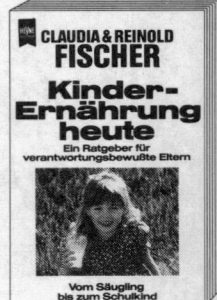

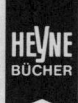

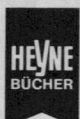
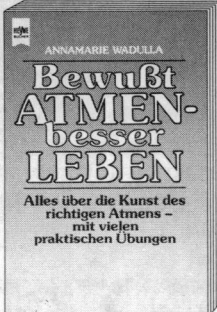
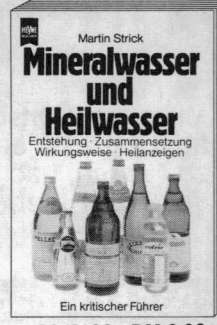
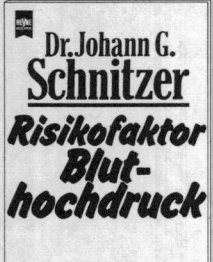
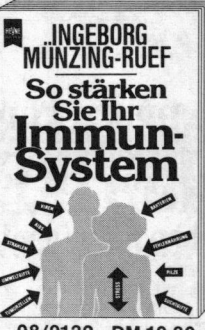
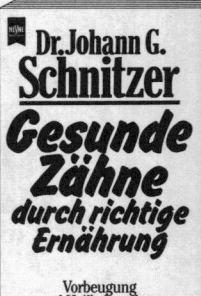
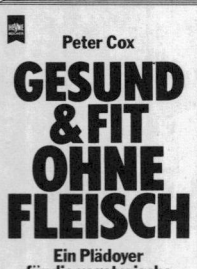
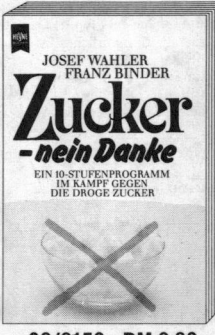
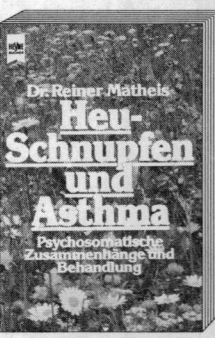